名中医传承

陈雷针灸临床经验集

陈　雷　冯鑫鑫　主编

上海科学技术出版社

图书在版编目（CIP）数据

名中医传承. 陈雷针灸临床经验集 / 陈雷，冯鑫鑫主编. -- 上海 : 上海科学技术出版社，2024.3
ISBN 978-7-5478-6540-8

Ⅰ. ①名… Ⅱ. ①陈… ②冯… Ⅲ. ①针灸疗法－中医临床－经验－中国－现代 Ⅳ. ①R249.7

中国国家版本馆CIP数据核字(2024)第047830号

本书由以下项目资助出版：

第四轮宁波市医学重点学科建设计划 2022－ZF01

陈雷名老中医专家传承工作室 GZS2020038

浙江省中医药科技计划：基于数据挖掘技术的名中医陈雷针灸学术经验传承研究 2022ZB309

宁波市自然基金项目：基于 TLR4/NF－κB/NLRP3 通路研究电针治疗慢性前列腺炎的作用机制 202003N4212

名中医传承：陈雷针灸临床经验集

陈　雷　冯鑫鑫　主编

上海世纪出版(集团)有限公司
上海科学技术出版社　出版、发行
(上海市闵行区号景路 159 弄 A 座 9F－10F)
邮政编码 201101　www.sstp.cn
上海颛辉印刷厂有限公司印刷
开本 889×1194　1/32　印张 9.25
字数：240 千字
2024 年 3 月第 1 版　2024 年 3 月第 1 次印刷
ISBN 978－7－5478－6540－8/R·2964
定价：88.00 元

内容提要

　　本书系浙江省名中医陈雷主任从医 30 余年来的临床诊疗经验总结，通过七大类共 70 余种临床常见疾病，系统提炼陈雷主任临床观察研究结果，阐述其在临床实践中对中医针灸的独特理论观点，并以案例的形式完整体现其对临床常见疾病的诊疗思维与特点。

　　融通古今，贯通中西，望本书能够促进名中医临床经验和学术思想的传承和发展，为现代中医药学术传承及推广应用做出贡献。

编 委 会

序

古贤云：为天地立心，为生民立命，为往圣继绝学，为万世开天平。这句话可作为中医人治病立心、治学为人的座右铭。为天地立心，立济世利民仁人之心；为生民立命，立灵方妙术保身之命；为往圣续学，续通古融今真传之学；为万世谋福，全拯救含灵生生之术。中医之道，源远流长，离不开一代代人的化裁今古，立言精术，也离不开一代代人的传薪续火，继往开来。

汉代陆贾有言："故制事者因其则，服药者因其良。书不必起仲尼之门，药不必出扁鹊之方，合之者善，可以为法，因世而权行。"陈雷是浙江省名中医，进与病谋，诊务繁忙，退与书谋，著述颇丰。他于1986年开始从事针灸临床工作，历经30余载，积累了深厚的临床经验，对中医及针灸的理论和临床研究颇有建树。理、法、方、穴、术，理邃而法活，方精而穴奇，术精而效捷，享誉甬上，名满浙东，卓然成家。因而其经验可堪"善法"，当传承而效行。

名老中医药专家是中医药行业的宝贵资源，在推动中医药事业发展中，有着不可替代的作用。但是，传承和弘扬中医药文化，也离不开优秀中医药人才的储备和培养，尤其离不开中医药行业的中坚力量——中青年中医。陈雷名老中医传承工作室中的中青年骨干，能不断总结名老中医临床经验、升华名老中医学术思想、形成名老中医技术流派，他们充满活力，又善于创新，是中医药事业的活力之源、中医之魂。

陈雷及其工作室成员编撰的这本《名中医传承：陈雷针灸临床经验集》，将各种常见病证的一般诊疗思路和盘托出，无所保留，均为临床有效之法，后列临床医案实录，颇能反映甬派针灸临床全貌，相信对针灸同道能有启迪。

　　书将付梨枣，寥此数言，是为序。

2024 年 1 月 5 日

经言：知其要者，一言而终；不知其要，流散无穷。

中医学在数千年的临床实践中，形成了独特的医学体系，具有朴素的唯物观和科学的逻辑推理。众所周知，辨证论治是中医学术思想的核心，为中医学的一大特色，辨证论治更是中医诊断和治疗的原则方法。中医学以人体的生理、病理类比客观世界的自然规律，运用阴阳、五行、脏腑、经络、气血等基本理论，进行分析、归纳、逻辑推理，分出证型、完成诊断，然后采用相应的法则和方、穴治疗，这就是临床中的辨证论治过程。其中，强调因人、因证、因时、因地制宜，既考虑到疾病的规律性，又照顾到人体的特异性。针灸学是中医学的内容体系之一，是中医学不可分割的重要部分，整体理论是共同的，只是治疗方法各异。方脉医生运用八纲、脏腑辨证，要做到理、法、方、药一致；针灸医生运用八纲、脏腑、经络辨证，也要做到理、法、方、穴、术一致。

2022年9月14日，国务院学位委员会、教育部公布针灸成为一级学科，是针灸学历史中具有重要意义的一大飞跃。此举表明针灸已经成为理论体系相对独立、治疗技术特色鲜明、临床运用极为广泛、知识体系完善的应用型学科。但是，无论针灸学如何发展，都不能脱离辨证论治。因为疾病的发展过程不是一成不变的，所以，应辨当前之证，论正确之治，有其存在的科学性和必然性，没有辨证论治就不是中医学，没有辨证论治也就不是传统针灸学。

陈雷主任医师倾心致力于针灸临床、教学和科研工作。在长期临床实践中，不断实践、领悟、总结、再实践，总结"瘫""痛""麻"类病症的生理病理，发挥浅刺多捻针法、轻针慢捻针法、针刺镇痛针法等，注重"治神"，用于临床，效如桴鼓；师古而不泥古，诊治方法推陈出新，应用中医思维，借助西医学诊疗手段，将西医学技术"拿来"为我所用，将脏腑、经络辨证和辨病相结合，逐步形成新的、全面的、精细的、更为科学的辨证论治体系；重视查体，明确病性、病位；深谙穴性，取穴精简，强调针灸处方的君、臣、佐、使，倡导理、法、方、穴、术一致，针灸诊治过程条理清晰；对经络、腧穴、针刺手法精益求精，注重"得气"，擅长手法，强调"惊针方止"，形成独特的针刺技法；强调完整的辨证、辨病、辨经络论治的"三辨"整体观，奉行"精准取穴""握针如虎"的施治理念。在临床工作中，他将常见病、疑难病加以记录钻研，发现针灸治疗"面瘫病"疗效显著，但同时发觉有10%左右的患者采用相同诊疗方法难以痊愈，甚至留下后遗症状。为探究其中奥秘，陈雷主任医师花费大量时间，查阅众多中西医资料乃至民间偏方并加以分析研究，并创造性运用以西医"分期理论"指导临床针灸治疗"面瘫病"，取得令人满意的疗效。他常说："你们不要只看我如何施针，要看我整个诊疗过程，想要治愈患者，明确诊断是首位，否则一切均为空谈。"在取穴配穴上，陈雷主任医师主张少而精，一方面强调精准施术，减少盲目性；另一方面换位思考减轻患者痛苦。陈雷主任医师说："针灸配穴好比中药配方，施灸施术就如煎药熬汤，认真是治疗的前提。"

　　本书主要总结了陈雷主任医师对中医理论的一些领悟、对疾病诊断和治疗的一些新见解、对穴性及针法的新经验，并将传统中医理论与现代医学理念互融，个人经验与各家观点相参，旨在中西互通、继承创新、采撷众长、兼收并蓄，理、法、方、穴、术并呈，和盘托出，以利传承，指导实践。本书所整理的治疗经验，衷心希望同道斧正。

　　方剑乔教授为本书作序，使本书增色不少，特此感谢！

　　最后，以一首小诗与大家共勉，这也是陈雷主任医师的医路写照。

济世妙技苦无多,岐黄针砭细参研。

为针消得手作茧,擒龙握虎治无愆。

陈雷名老中医传承工作室

2024 年 1 月 5 日

目 录

1

第三章　神经系统疾病

第四章　泌尿生殖系统疾病

第五章　内分泌免疫系统疾病

第六章　呼吸循环系统疾病

第七章　其他疾病

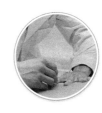

第一章 骨伤关节疾病

一 腰椎间盘突出症

腰椎间盘突出症(LDH)是因腰椎间盘的退变或外力作用下,纤维环部分或全部破裂、髓核突出,刺激或压迫神经根,引起神经根充血、水肿、炎性反应,出现腰腿痛、下肢麻木及肌力减弱等临床症状。此病是引起腰腿疼痛的重要原因,且可不同程度地影响患者身心健康和生活质量,严重者可致患者丧失劳动能力。不但对患者日常生活质量造成严重影响,同时对社会生产力也带来巨大影响。现代医学主要采用手术疗法和非手术疗法治疗本病。手术疗法治疗 LDH 虽然取得了一定的临床疗效,但是其具有一定的风险,部分患者在术后存在症状复发、脊柱失稳、硬膜囊与周围瘢痕组织粘连等情况。绝大部分 LDH 患者经非手术治疗后症状可以缓解或消失,因此国内外学者普遍推荐以非手术治疗为主。近年来针灸疗法在治疗 LDH 上积累了大量临床经验,显示出独特的优势,临床实践中取得较好的疗效,更是在保守治疗中发挥着不可替代的作用。

祖国医学中并未有"腰椎间盘突出症"之称谓,其症状与古医籍中论述"腰痛""痹症"等症状相似,应属其范畴。

诊断

1. 有腰部外伤、慢性劳损或受寒湿史,大部分患者在发病前有慢性腰痛史。

2. 常发生于青壮年。

3. 腰痛向臀部及下肢放射，腹压增加（如咳嗽、喷嚏）时疼痛加重。

4. 脊柱侧弯，腰生理弧度消失，病变部位椎旁有压痛，并向下肢放射，腰活动受限。

5. 下肢受累神经支配区有感觉过敏或迟钝，病程长者可出现肌肉萎缩。直腿抬高或加强试验阳性，膝、跟腱反射减弱或消失，拇趾背伸力减弱。

6. 腰椎 MR、CT 检查可显示椎间盘突出的部位及程度。

验方

主穴 腰阳关、大肠俞、肾俞、委中。

配穴 秩边（患侧）、环跳（患侧）、阳陵泉（患侧）、昆仑（患侧）。

方义 腰阳关、大肠俞可疏通膀胱经局部经气；腰为肾之府，肾俞可壮腰强肾，固本培元；"腰背委中求"，委中穴可疏通腰部经脉气血；秩边、环跳、阳陵泉、昆仑乃辨经论治，远端取穴。诸穴相配，标本兼治，共奏强筋壮骨、疏通经络之功。

操作 主穴每次必选，配穴按足太阳膀胱经型、足少阳胆经型随证选取。患者取俯卧位，75% 乙醇擦拭消毒，选用 0.3 mm × 100 mm 长毫针直刺大肠俞，如有抵触感则表明针尖达到椎体横突，然后向上提少许位置，改变针刺方向朝内上或内下斜刺，直至有触电感下传至足部；秩边、环跳采用直刺法深刺亦使触电感放射至足。腰阳关针刺得气后采用提插泻法，肾俞针刺得气后采用提插补法。留针 30 min。去针后，复取俯卧位，以三棱针或梅花针扣刺委中穴，以 3 号罐吸拔 10 min，出血 5 mL 左右。每周三次，10 次 1 疗程。

本方的关键是大肠俞、秩边、环跳的针刺操作。初针者，宜反复探寻，动作宜温和，如遇阻力，可略变换方向，如难以达到满意针感，也不可强求，逐步在实践中熟练。

医案

黄某,男,34岁,职员,2018年8月31日初诊。

主诉 腰部疼痛伴左下肢放射痛1月余。

现病史 患者1月前因搬重物不慎损及腰部,出现腰部疼痛,俯仰转侧不利,伴左下肢放射痛(痛沿膀胱经走形向下放射),活动后加剧,卧床休息时稍缓解。至某市级医院就诊,摄腰椎MR示:L4/5椎间盘突出,相应神经根受压。予以消炎止痛、活血化瘀等药物治疗,在家卧床休养时未见明显改善,故慕名前来寻陈雷主任诊治。胃纳可,二便调,舌紫苔薄白,舌下络脉瘀滞,脉涩。

查体 L4、L5棘突旁压痛(+),左直腿抬高30°,加强试验(+),左下肢肌力、浅感觉未见明显异常。

治疗 采用上述验方,每周治疗三次。第一针灸结束治疗后,患者即诉疼痛舒缓。为增加刺激量,从第二次治疗开始,加用电针,连接肾俞和大肠俞、秩边和委中,以患者舒适为度。嘱其治疗期间,避风寒,注意休息,避免搬重物、剧烈运动。10次后基本痊愈。

按语

针刺治疗本病能起到缓解肌紧张,相对地松弛或增宽椎间隙,利用膨出之纤维环,借助椎间盘自身负压的作用得以回纳解除或减轻机械压迫,针刺的作用还在于能激发神经冲动的传导,释放体内激素,促进病变部位炎症吸收,改善局部血供。

《素问·刺腰痛篇》所载足太阳经、足少阳经及其各自支脉别络病变均可致腰痛。足太阳经"挟脊""抵腰中",循膂、贯臀,至委中,发生病变,则腰痛引脊尻,背似负重不能直;足少阳经有支别结于腰骶部,发生病变则腰渐渐不能前后俯仰。故而陈雷主任宗"经脉所过,主治所及"之旨,选取足太阳膀胱经、足少阳胆经经穴治疗本病为主。

　　颈椎病是由于颈椎长期劳损、椎间盘脱出、骨质增生或韧带增厚，导致神经根、颈椎脊髓或椎动脉受压出现的一系列功能障碍的临床综合征。根据颈椎受累的组织和结构不同，国内通常将颈椎病分为颈型颈椎病、神经根型颈椎病、脊髓型颈椎病、交感型颈椎病、椎动脉型颈椎病和混合型颈椎病等。目前全球颈椎病患者已攀升至 9 亿，2016 年我国一项大样本全身慢性疼痛流行病学研究显示颈痛是排名第二的疼痛性疾病。并且随着人们生活方式的改变，颈椎病的发病率逐年增高，且发病人群呈年轻化趋势。其给患者带来的疼痛、运动、感觉、心理等多种功能障碍，会严重影响患者的日常生活质量。颈椎病的康复治疗应遵循以非手术治疗为主，90%～95% 的患者经过非手术治疗可以缓解或痊愈，当非手术治疗无效且符合手术适应证时再考虑手术治疗的原则。近年来针灸疗法在治疗颈椎病上积累了大量临床经验，显示出独特的优势，临床实践中取得较好的疗效，更是在保守治疗中发挥着不可替代的作用。

　　颈椎病，在中医的古文献中并无明确的记载，但根据其临床症状，可将其归属于"项痹""颈肩痛""眩晕""头痛"等范畴。

诊断

　　1. 有慢性劳损或外伤史。或有颈椎先天性畸形、颈椎退行性病变。

2. 多发于 40 岁以上中年人,长期低头工作者或习惯于长时间看电视、录像者,往往呈慢性发病。

3. 颈、肩背疼痛,头痛头晕,颈部僵硬,上肢麻木。

4. 颈部活动功能受限,病变颈椎棘突,患侧肩胛骨内上角常有压痛,可摸到条索状硬结,可有上肢肌力减弱和肌肉萎缩,臂丛牵拉试验阳性。压头试验阳性。

5. X 线正位摄片显示,颈椎关节增生,张口位可有凿状突偏歪,侧位摄片显示颈椎曲度变直,椎间隙变窄,有骨质增生或韧带钙化,斜位摄片可见椎间孔变小。CT 及磁共振成像检查对定性定位诊断有意义。

验方

主穴　风池、天柱、大椎、后溪。

配穴　肩井(患侧)、颈臂(患侧)、四神聪。

方义　风池、天柱处于枕后寰枕筋膜上,既可松解枕后肌群又可疏通局部经气;大椎乃诸阳之会,后溪为八脉交会穴之一而通督脉,两者相配可激发诸阳经经气。肩颈(患侧)、颈臂(患侧)、四神聪乃辨证加减。诸穴相配,标本兼治,共奏祛风散寒,疏通经络之功。

操作　主穴每次必选。如有肩部牵扯疼痛者加用肩井;上肢麻木者加用颈臂;眩晕者加用四神聪。患者取俯卧位,75％乙醇擦拭消毒,选用 0.3 mm×40 mm 毫针,风池穴互相往对侧刺,天柱穴直刺,得气后小幅度捻转,使针感聚集在颈项部。大椎穴直刺,使针感向前臂传导。颈臂穴,可先行在穴位局部按压找到压痛点后垂直刺入,出现酸麻胀感或触电感向前臂及手指传导为佳。肩井穴切忌深刺、捣刺,提拿斜方肌后斜刺为佳。每周 3 次,10 次 1 疗程。

本方的关键是局部经穴的得气感传,使针感聚集在颈部,否则影响疗效。肩井及颈臂一定要注意针刺方向,否则容易引起气胸。

初针者,动作宜温和,如难以达到满意针感,也不可强求,逐步在实践中熟练。

医案

冯某,女,28岁,职员,2019年7月5日初诊。

主诉 颈肩部板滞不适1个月。

现病史 患者诉近1个月来因工作繁忙,长久伏案写作,出现颈肩部疼痛,症状进行性加重,近来出现俯仰转侧不利。至某市级医院就诊,摄颈椎X线片示:颈椎退行性改变。予以消炎止痛、活血化瘀等药物治疗,口服一周未见明显改善,故慕名前来寻陈雷主任诊治。胃纳可,二便调,舌紫苔薄白,舌下络脉瘀滞,脉涩。

查体 颈部肌肉僵硬,C2~C7棘突旁压痛(+),颈椎活动范围受限,臂丛牵拉试验(-),霍夫曼试验(-),旋颈试验(-),双上肢肌力、浅感觉未见明显异常。

治疗 采用上述验方,每周治疗三次。第一针灸结束治疗后,患者即诉疼痛舒缓,颈椎活动幅度增大。为增加刺激量,从第二次治疗开始,加用电针,连接肩井和风池,以患者舒适为度。嘱其治疗期间,避风寒,注意休息,避免提重物、伏案工作。10次后基本痊愈。

按语

《灵枢·经脉》言:"不可以顾,肩似拔,臑似折……颈颌肩髁肘臂外后廉痛。"《针灸甲乙经》记载:"颈项肩背痛,臂痿痹不仁。"《针灸大成》云"头项强痛难回顾""手臂麻木不仁""颈项强急""手连肩痛"。中医古籍中的这些对类似颈椎病症状的记载,为后世治疗颈椎病提供了坚实的理论基础。现代研究表明,针刺治疗本病可以缓解肌肉痉挛、调整毛细血管的通透性、改善椎动脉及椎基底动脉的平均血流速度,进而缓解局部缺血、缺氧的状态,及改善神经根受压以后所导致的上肢症状。

肱骨外上髁炎

肱骨外上髁炎(LE),又称为网球肘,是一种累及肘关节肱骨外上髁及局部肌肉、筋膜等软组织的无菌性炎症。主要临床表现为肘关节外上方疼痛,部分可出现肘关节活动受限,尤以进行腕背伸、用力抓握、旋转、提重物等动作时为甚。是临床骨科系统常见病与多发病,普通人群发病率为 $1\%\sim3\%$,职业运动员发病率为 7%,单侧肢体多见。该病易反复发作,严重影响患者的身心健康及日常生活质量。现代医学以药物治疗、物理治疗、封闭治疗等非手术治疗为主,虽可取得一定的效果,但具有不良反应大、较易复发等缺点。中医学治疗肱骨外上髁炎在国内临床应用广泛,尤其是针灸治疗本病更是有其自身独特优势。

肱骨外上髁炎,在中医学中没有具体对应的病名,依据病变特点可将其归属于"筋伤""痹证""肘劳"等范畴。

诊断

1. 多见于特殊工种或职业,如砖瓦工、网球运动员或有肘部损伤病史者。

2. 臂外侧疼痛,疼痛呈持续渐进性发展。作拧衣服、扫地、端壶倒水等动作时疼痛加重,常因疼痛而致前臂无力,握力减弱,甚至持物落地,休息时疼痛明显减轻或消失。

3. 肘外侧压痛,以肱骨外上髁处压痛为明显,前臂伸肌群紧张试验阳性,伸肌群抗阻试验阳性。

验方

主穴 阿是穴、阳陵泉（健侧）。

配穴 ①曲池（患侧）、手五里（患侧）；②手三里（患侧）、二间（患侧）。

方义 此病主要病理基础为局部肌肉、筋膜等软组织的无菌性炎症，属中医学"伤筋病"范畴，阳陵泉乃筋之所汇，通治一切筋之所病；肘关节外侧，乃手阳明经脉所过之处，阳明经为多气多血之经，取手阳明经曲池、手三里、手五里、二间旨在激发阳明经经气。诸穴相配，标本兼治，共奏舒筋活血，通络止痛之功。

操作 主穴每次必选。配穴每次取一组，两组交替选用。患者取坐位，75％乙醇擦拭消毒，选用 0.3 mm×50 mm 毫针，先针健侧阳陵泉，得气后小幅度捻转，使针感驻留不失，嘱患者进行肘关节的屈伸、前臂旋前旋后、腕关节背伸抗阻等运动 5 min。阿是、曲池、手三里、手五里、二间，选用 0.3 mm×40 mm 毫针，常规针刺得气后，加用温针。每周 3 次，10 次 1 疗程。

医案

黄某，女，48 岁，务农，2020 年 6 月 6 日初诊。

主诉 反复右肘外侧疼痛 1 月余。

现病史 患者诉近 1 月来因家务繁忙，洗衣做饭繁重，出现右肘外侧疼痛，症状进行性加重，近来出现右肘屈伸不利。至社区医院就诊，予以消炎止痛、活血化瘀等药物治疗，口服一周未见明显改善，故慕名前来寻陈雷主任诊治。胃纳可，二便调，夜寐欠安，舌淡红苔薄白，舌下络脉瘀滞，脉弦。

查体 肱骨外上髁可触及明显压痛点，肘关节屈伸受限，前臂旋转活动受限，伸肌腱牵拉试验（Mills 征）及伸肌紧张试验（Cozen 征）均阳性。

治疗 采用上述验方,每周治疗三次。第一针灸治疗结束后,患者即诉疼痛舒缓,肘关节屈伸幅度增大。为增加刺激量,从第二次治疗开始,加用温针,以局部皮肤出现潮红为佳。嘱其治疗期间,避风寒,注意休息,避免提重物、频繁屈伸肘关节。20 次后基本痊愈。

按语

陈雷主任治疗本病多宗经典,如阿是穴采用短刺法,慢慢进针,边摇动针体而深入,在接近骨时将针上下轻轻捻转。"短"距离近、靠得近的意思,故称短刺,可治疗骨痹等深部疾病。此法源于《灵枢·官针》:"短刺者,刺骨痹,稍摇而深之,致针骨所,以上下摩骨也。"或采用傍针刺法,以阿是穴为中心,直刺一针,再于其近旁斜向加刺一针,正傍配合。此法源于《灵枢·官针》,其云:"傍针刺者,直刺、傍刺各一,以治留痹久居者也。"阳陵泉则采用缪刺法,在身体一侧有病时,针刺对侧穴位的一种方法。恰如《素问·缪刺论篇》所言:"缪刺,以左取右,以右取左。"

四　落枕

落枕是生活中较为常见的颈部疾病，多因睡眠姿势不良，头颈过度偏转，或睡眠时枕头过高、过低或过硬，使局部肌肉处于紧张状态，导致肌肉痉挛疼痛、转侧不能、功能障碍等而发病。该病症在青壮年人群中有较高发病率，症状较轻者 4～5 天即可自愈，重者可迁延至数周而不愈。现代医学常采用口服消炎止痛药物等治疗落枕，治疗方法较单一。中医疗法治疗落枕具有独特优势，针刺治疗落枕快速安全，疗效确切，且无不良反应。

落枕，又称"失枕""失颈"，因"似身虽起而颈尚留落于枕"，得名落枕，属中医学"伤筋"范畴。

诊断

1. 一般无外伤史，多因睡眠姿势不良或感受风寒后所致。

2. 急性发病，睡眠后一侧颈部出现疼痛，酸胀，可向上肢或背部放射，活动不利，活动时伤病疼痛加剧，严重者使头部歪向病侧。

3. 患侧常有颈肌痉挛，胸锁乳突肌、斜方肌、大小菱形肌及肩胛提肌等处压痛，在肌肉紧张处可触及肿块和条索状的改变。

验方

主穴　阿是穴、悬钟（健侧）。
配穴　风池（患侧）、天柱（患侧）、肩井（患侧）。

方义　绝骨又名悬钟,是足少阳胆经腧穴,亦是八会穴之一,髓会绝骨,取绝骨穴治疗落枕为上病下治的循经取穴方法,可疏调少阳之气,根据"通则不痛"的理论治以理气活血、消瘀化滞、解痉镇痛,从而达到治愈落枕的疗效。阿是、风池、天柱、肩井,乃局部取穴,意在疏通局部经络,激发颈部经气,促进疾病向愈。诸穴相配,标本兼治,共奏舒筋活络,行气止痛之功。

操作　主患者取坐位,75％乙醇擦拭消毒,选用 0.3 mm×50 mm 毫针,先针健侧悬钟,得气后小幅度捻转,使针感驻留不失,嘱患者进行颈部的适度运动 5 min。阿是、风池、天柱、肩井,选用0.3 mm×40 mm 毫针,常规针刺。每周 3 次,10 次 1 疗程。

医案

王某,女,22 岁,幼师,2021 年 5 月 6 日初诊。

主诉　右侧颈部疼痛半天。

现病史　患者诉晨起突发右侧颈部疼痛,肌肉强直,局部酸楚,不能转头,影响工作,故慕名前来寻陈雷主任诊治。胃纳可,二便调,夜寐安,舌淡红苔薄白,脉弦。

查体　右侧肌肉无红肿,右侧斜方肌痉挛、僵硬,头偏向右侧,头部活动时疼痛加重。

治疗　采用上述验方,隔天治疗一次。第一针灸结束治疗后,患者即诉疼痛大减,颈部活动幅度增大。为增加刺激量,从第二次治疗开始,加用电针,连接肩井和天柱,以患者舒适为度。嘱其治疗期间,避风寒,注意休息,避免提重物。3 次后基本痊愈。

按语

《素问·骨空论篇》中有"失枕在肩上横骨间"之记载。《证治要诀》言:"人多有挫闪,及久坐并失枕,而致项强不可转移者。"《冯氏锦囊秘录》云"有闪挫及失枕而项强痛者"。陈雷主任治疗本病多从整体观出发，尊《素问·阴阳应象大论篇》"审其阴阳，以别柔刚，阳病治阴，阴病治阳"之言，采用上病下治，左病取右，右病取左之法使阴阳平和，疾病向愈。

肩周炎

肩周炎是针灸临床常见病、多发病，早期主要表现为肩关节疼痛和肩关节活动障碍，严重影响患者的日常生活，给患者带来极大痛苦。临床以保守治疗为主，包括口服非甾体类消炎镇痛药、局部注射药物、手法松解、运动疗法、物理疗法等，但无确切有效的治疗手段。针灸疗法治疗肩周炎具有独特优势，疗效确切，且无不良反应。

诊断

1. 病史：病程长短不一，由外伤或者着凉等原因引起。
2. 症状体征：肩关节疼痛，压痛，活动受限。
3. 影像检查：X 线平片可见到肩部骨质疏松，或冈上肌腱、肩峰下滑囊钙化征。

验方

主穴 肩髃、肩髎、肩贞、阳陵泉。

配穴 后溪、外关、三间。

方义 肩髃、肩髎、肩贞分别为手阳明经、手少阳经、手太阳经经穴，均为局部选穴，可疏通肩部经络气血，活血祛风而止痛；阳陵泉乃筋之所汇，通治一切筋之所病；后溪、外关、三间乃辨经论治，远端取穴。诸穴相配，标本兼治，共奏疏经通络，行气止痛之功。

操作 主穴每次必选，配穴手阳明经型、手太阳经型、手少阳经型随证选取。患者取坐位，75％乙醇擦拭消毒，选用0.3 mm×50 mm毫针，先针健侧阳陵泉，得气后小幅度捻转，使针感驻留不失，嘱患者进行患侧肩关节的适度运动5 min。肩髃、肩髎、肩贞、阳陵泉、后溪、外关、三间，选用0.3 mm×40 mm毫针，常规针刺，平补平泻，得气后肩髃、肩贞连接上电针，以疏密波刺激，治疗30 min将针取出。每周3次，10次1疗程。

医案

王某，女，52岁，职员，2021年10月6日初诊。

主诉 右侧肩关节疼痛伴活动受限2月余。

现病史 患者2个月前因吹空调受凉后出现右侧肩关节疼痛，夜间右侧卧位时疼痛加重，遂至当地卫生院就诊，经口服消炎止痛药等治疗后，右肩关节疼痛未见缓解，近来出现右肩关节活动明显受限，故慕名前来寻陈雷主任诊治。睡眠差，纳可，大小便正常，舌质淡，苔薄白，脉弦紧。

查体 左侧肩部未见明显肿胀、畸形，三角肌处压痛（＋），左臂丛神经牵拉试验（－），左肩关节前屈90°、后伸30°、外展85°。X线片未见明显异常。

治疗 采用上述验方，隔天治疗一次。第一针灸结束治疗后，患者即诉疼痛稍减，右肩关节活动幅度稍增大。为增加刺激量，嘱其治疗期间，避风寒，注意休息，避免提重物。20次后基本痊愈。

按语

肩周炎，属于祖国医学"痹证""漏肩风""冻结肩""肩凝症"等范畴，与风、寒、湿邪密切相关，三邪外侵，导致肩部经络不通，气血阻滞，关节拘急，最终发病。恰如《古今医鉴》所言："臂为风寒湿所搏，或睡后，手在被外，为寒邪所袭，遂令臂痛，及乳妇以臂枕儿，伤于风寒,而致臂痛者。"

陈雷主任治疗本病先从整体观出发,采用上病下治,左病取右,右病取左之法使阴阳平和,进而去者去,生者生,以达痛自舒而元自复之目的。

腕管综合征一般是因腕管内压力增高导致的正中神经受压迫，正中神经所支配区域出现麻木、疼痛、手指无力持物及血管、神经营养障碍的疾病。其造成的手部运动功能及感觉功能障碍严重影响患者的日常生活和工作质量。有研究表明，针刺可促使滑利关节、活血通络、消除炎症和水肿的作用，有助于疾病的康复，且具有可操作性、疗效好、绿色安全的优势。

诊断

1. 手指感觉减退或消失。
2. 拇、食、中指及环指桡侧疼痛和麻木，夜间加重。
3. 大鱼际肌萎缩。
4. 神经叩击试验阳性和(或)屈腕试验阳性。
5. 拿东西无力或者握拳无法用力。
6. 反复活动手腕后会加剧疼痛和麻木，但是甩手后可稍微缓解，秋冬季节比春夏季节严重。具备"1"或"3"或其他任意1项则可诊断为腕管综合征。

验方

主穴　内关、大陵。
配穴　孔最、尺泽。

方义　内关、大陵可促进局部气血的运行,起到活血化瘀、舒筋通络的作用;《素问·长刺节论篇》记载有"病在筋,筋挛节痛,不可以行,名曰筋痹,刺筋上为故",孔最、尺泽两穴处于手太阴经筋所过之处,可见针刺孔最、尺泽,可放松肘部紧张,从而调整腕关节局部的经筋状态,减轻腕端的压迫症状,缓解疼痛,改善局部的功能,促进受损部位的修复。

操作　主穴每次必选。患者取坐位,75％乙醇擦拭消毒,选用0.3 mm×40 mm毫针,先针内关,得气后慢慢探寻,使针感向手指放射;继针大陵,亦使针感向手指放射,并施以恢刺法。连接上电针机,以连续波刺激,治疗20 min将针取出。孔最、尺泽,以实际探寻结筋病灶点为准,随证选取。每周3次,10次1疗程。

医案

朱某,男,31岁,职员,2020年7月6日初诊。

主诉　右手麻木疼痛半年余。

现病史　患者半年前因长时间使用电脑后,出现右手麻木,休息后可缓解,近来出现间歇性疼痛,夜间疼痛为甚,至某市级三甲医院行肌电图检查,确诊为"腕管综合征"。经口服消炎止痛药等治疗后,症状未见缓解,近来出现右手无力,活动不灵活,故慕名前来寻陈雷主任诊治。睡眠差,纳可,大小便正常,舌质淡,苔薄白,脉弦紧。

查体　右手拇指、示指、中指麻木,腕管部按压后触电样放射感明显,右手各肌肉未见明显萎缩。肌电图示:右侧正中神经损害。

治疗　采用上述验方,隔天治疗一次。第一针灸结束治疗后,患者即诉疼痛稍减,右手麻木疼痛较前改善。为增加刺激量,嘱其治疗期间,避风寒,注意休息,避免冷水洗物。10次后基本痊愈。

按语

　　腕管综合征属于中医学"经筋病"的范畴。正气亏虚，劳伤筋骨，经筋受损，使腕部经脉失于濡养，不荣则痛。加之风、寒、湿等外邪侵袭，阻塞局部脉络，导致腕部气血壅滞，不通则痛。

　　《灵枢·官针》载："恢刺者，直刺傍之，举之前后，恢筋急，以治筋痹也。"《灵枢悬解·官针》述："恢，扩也，前后恢筋急者，恢扩其筋，以舒其急也。"运用恢刺手法，可松解肌腱两侧粘连的横络，从而对"横络"进行疏通、清除，起到舒筋通脉、活血化瘀的治疗作用，恢复经脉对经筋的濡养，达到荣则不痛、通则不痛的治疗效果，最终达到"解结"的目的。

屈指肌腱狭窄性腱鞘炎

屈指肌腱狭窄性腱鞘炎,由于手指频繁活动或局部创伤,使肌腱与附着在肌腱上的腱鞘反复摩擦,造成无菌性炎症,出现肌腱肥大,腱鞘水肿、粘连、狭窄的情况,屈肌肌腱在腱鞘内滑动不便,导致手指屈伸功能障碍,产生疼痛。有时活动时伴弹响声,又称为弹响指、扳机指,是一种常见的手部疾病。目前该病的保守疗法以口服消除腱鞘局部水肿、炎性渗出和肌腱粘连,临床以疼痛及活痛药物及鞘内注射为主,临床起效较慢,因不能解除腱鞘压迫复发率高。针灸治疗狭窄性腱鞘炎疗效肯定,对于本病具有良好的临床应用价值,能明显缓解局部疼痛,对解除活动障碍有较好效果。

屈指肌腱狭窄性腱鞘炎在中医学中属"筋伤"范畴,病机为久劳伤筋,经脉瘀阻,病位在筋。

诊断

1. 有手部劳损病史,多见于妇女及手工劳动者,好发于拇指、中指、无名指。

2. 手指活动不灵活,局限性酸痛,晨起或劳累后症状明显。

3. 掌指关节掌侧压痛,可触及结节,指伸屈活动困难,有弹响或交锁现象。

验方

主穴 阿是穴（压痛硬结）。

配穴 孔最、温溜、郄门，阴郄，会宗。

方义 "骨突筋之结，结为痛之根"，故选取局部阿是穴（压痛硬结），可直接作用于经筋。孔最、温溜、郄门，阴郄，会宗，为各指经脉郄穴，取经脉所过，主治所及之意，缓解疼痛，改善局部的功能，促进受损部位的修复。

操作 主穴每次必选。患者取坐位，75％乙醇擦拭消毒，选用 0.25 mm×25 mm 毫针，阿是穴（压痛硬结）采用齐刺法，以病变局部或腧穴为中心，直刺一针，再于其两旁各刺一针，三针齐用，并配以温针灸。孔最、温溜、郄门，阴郄，会宗，以实际探寻结筋病灶点为准，随经选取。每周 3 次，10 次 1 疗程。

医案

冯某，女，48 岁，职员，2021 年 5 月 6 日初诊。

主诉 右拇指疼痛伴活动欠利 2 月余。

现病史 患者 2 个月前因长时间使用电脑后，出现右拇指疼痛，休息后可缓解，近来晨起出现屈伸不利，至某市级三甲医院行 B 超检查，确诊为"右拇指屈指肌腱狭窄性腱鞘炎"。经口服消炎止痛药等治疗后，症状未见缓解，近来出现右拇指疼痛进行性加重，局部肿大，活动不灵活，故慕名前来寻陈雷主任诊治。睡眠尚可，纳可，大小便正常，舌质淡，苔薄白，脉弦紧。

查体 右手拇指压痛，局部肿大，有明显弹响。B 超示：右拇指屈指肌腱狭窄性腱鞘炎。

治疗 采用上述验方，隔天治疗一次。第一针灸结束治疗后，患者即诉疼痛稍减，右手拇指屈伸功能较前改善。为增加刺激量，嘱其治疗期间，避风寒，注意休息，避免冷水洗物。10 次后基本痊愈。

按语

　　本病多发部位拇指、示指、中指分别位于手太阴经筋、手阳明经筋、手厥阴经筋循行部位,经筋病候为其循行处局部关节酸痛、强直、痉挛、牵扯不适、活动不利。治疗应随经辨证选取。齐刺者,以病变局部或腧穴为中心,直刺一针,再于其两旁各刺一针,三针齐用,故称齐刺法。此法源于《灵枢·官针》:"齐刺者,直入一,傍入二,以治寒气小深者。或曰三刺,三刺者,治痹气小深者也。"并配以温针灸,以使经筋畅通,经通结散,疼痛消失。

第三腰椎横突综合征

第三腰椎横突综合征是一种常见临床多发病,以第三腰椎横突部明显压痛为特征。第三腰椎位于腰椎的中心,活动度最大,是腰椎前屈和左右旋转活动的枢纽,加之第三腰椎横突又最长,其上有大小不等的肌肉附着,当人体过多而持久的弯腰屈伸活动时,增加了横突尖部摩擦,而损伤其附着的韧带、肌肉、筋膜,引起第三腰椎横突部的筋膜、肌肉等组织发生撕裂、出血、组织渗出、水肿等炎性反应,致使腰神经后外侧支在穿过病变部位时受到卡压,故也为卡压综合征的一种。

诊断

1. 有突然弯腰扭伤,长期慢性劳损或腰部受凉史。
2. 多见于从事体力劳动的青壮年。
3. 一侧慢性腰痛,晨起或弯腰疼痛加重,久坐直起困难,有时可向下肢放射至膝部。
4. 第三腰椎横突处压痛明显,并可触及条索状硬结。
5. X线摄片可示有第三腰椎横突过长或左右不对称。

验方

主穴 阿是穴(第三腰椎横突旁)、肾俞、委中。

方义 阿是穴为局部取穴,可疏导局部经脉之气血;腰为肾之府,肾俞可壮腰益肾;委中,取经脉所过、主治所及之意,缓解疼痛,改善局部的功能,促进受损部位的修复。

操作　患者取俯卧位,75%乙醇擦拭消毒,选用 0.3 mm×50 mm 毫针,阿是穴采用傍针刺法,得气后,并配合温针灸。余穴,常规针刺。每周 3 次,10 次 1 疗程。

医案

鲍某,女,50 岁,职员,2021 年 9 月 6 日初诊。

主诉　腰部酸痛 1 月余。

现病史　患者 1 月前因久坐后出现腰部酸痛,呈进行性加重,经口服消炎止痛、活血化瘀等药物后未见明显缓解,故慕名前来寻陈雷主任诊治。睡眠尚可,纳可,大小便正常,舌质红,苔薄白,脉紧。

查体　脊柱稍向右侧弯,第三横突尖部压痛(＋＋),有触及条索状硬结,屈躯试验阳性,反"4"字试验阳性,双下肢直腿抬高试验无殊。X 线平片检查提示:第三腰椎横突过长,其余无异常。

治疗　采用上述验方,隔天治疗一次。第一针灸结束治疗后,患者即诉疼痛稍减,腰部活动度明显改善。为增加刺激量,嘱其治疗期间,避风寒,注意休息,避免提重物。3 次后基本痊愈。

按语

本病属于祖国医学"腰痛"范畴,与感受外邪,或因劳伤,或由肾虚而引起气血运行失调,脉络绌急,腰府失养有关。现代医学一般应用非甾体抗炎药治疗第三腰椎横突综合征,但服用后患者胃肠道等不良反应较明显。近年来针刀、针灸、推拿等传统疗法因其疗效满意,不良反应小等特点在治疗本病中被加以重视,在临床上得到广泛应用。《灵枢·经筋》首提"以痛为输"之概念,此后孙思邈在《千金要方》里提及:"有阿是之法,言人有病痛,即令捏其上,若里当其处，不问孔穴，即得便成痛处，即云阿是。灸刺借验，故云阿是穴也。"再借助傍针刺法，在病变部位进行加强针刺并配合温针以达到提高疗效的目的。此法源于《灵枢·官针》，云："傍针刺者，直刺、傍刺各一，以治留痹久居者也。"笔者发现，应用本法后，众多患者针起病瘥，其效彰彰。

急性腰扭伤

急性腰扭伤(ALS)是指腰部肌肉、椎间关节、筋膜、腰骶关节因急性损伤从而导致腰部疼痛、局部活动受限等症状的一种常见腰痛病症,俗称闪腰、岔气,多见于青壮年,最主要的受累人群为长期弯腰工作者,重体力劳动者以及腰背肌力量薄弱、缺乏锻炼的人。男性较女性多见。药物疗法尚可达到药到病除的目的,在腰损伤早期阶段,效果比较明显但时效性较短,能缓解发病时带来的病痛感,但药物存在一定的不良反应,不宜人体长期服用。而针灸疗法则可达到标本兼治的目的,既可补肾、通经活血,进而改善腰部的活动度。

诊断

1. 突然发病,有腰部扭伤史,多见于青壮年。

2. 腰部一侧或两侧剧烈疼痛,活动受限,不能翻身坐立和行走,常保持一定强迫姿势,以减少疼痛。

3. 腰肌和臀肌痉挛,或可触及条索状硬块,损伤部位有明显压痛点,脊柱生理弧度改变。

4. 腰骶椎经 X 线、CT 等检查排除腰椎间盘突出症、腰椎滑脱、脊柱病变、骶髂关节病变等。

验方

主穴 肾俞、大肠俞、腰阳关、委中。

配穴 后溪、腰痛点。

方义 腰为肾之府，肾俞可壮腰益肾；大肠俞为局部取穴，可疏导局部经脉之气血；腰阳关乃治疗腰痛之要穴；委中，取经脉所过、主治所及之意，缓解疼痛，改善局部的功能，促进受损部位的修复。脊柱处疼痛针后溪；脊旁疼痛针腰痛点。

操作 主穴每次必选。患者取站立位，75％乙醇擦拭消毒，选用 0.25 mm×40 mm 毫针，先针后溪或腰痛点，得气后，嘱患者缓缓左右、前后活动腰部，幅度由小及大，留针 5 min。后针主穴，常规针刺。每周 3 次，10 次 1 疗程。

医案

周某，男，28 岁，职员，2021 年 6 月 6 日初诊。

主诉 右侧腰部疼痛伴活动欠利半天。

现病史 患者半天前因弯腰搬重物时不慎扭伤腰部，致使腰骶部疼痛伴明显功能受限，休息后未缓解，故慕名前来寻陈雷主任诊治。睡眠尚可，纳可，大小便正常，舌质淡，苔薄白，脉弦紧。

查体 L3 左侧横突压痛（＋＋），L2～L4 左侧棘突旁压痛（＋＋），左侧坐骨结节压痛（＋）；腰椎关节活动度（ROM）：前屈 8°，后伸 11°，左旋 15°，右旋 14°，左侧屈 8°，右侧屈 13°；双侧直腿抬高试验（－），双侧"4"字试验（－）。腰椎 X 线片示：未见明显异常。

治疗 采用上述验方，隔天治疗一次。第一针灸结束治疗后，患者即诉疼痛稍减，腰部活动度明显改善。为增加刺激量，嘱其治疗期间，避风寒，注意休息，避免提重物。3 次后基本痊愈。

按语

急性腰扭伤属于中医"腰痛""闪腰"等范畴，病因多为跌仆闪挫，瘀血闭阻，血脉瘀滞，不通则痛。正如《杂病源流犀烛·跌仆闪挫源流》云："跌仆闪挫,卒然身受,由外及内,气血俱伤病也。""骨错缝,筋出槽"理论指出,损伤后"筋出槽"导致束骨作用减弱,骨缝处于交锁错位状态不易恢复,而骨缝的错位致使肌肉韧带等软组织承受不同于平常的应力而导致进一步损伤。从经络辨证看,急性腰扭伤与足太阳经、督脉密切相关。局部选穴配合随经远端取穴,标本兼治,可行气活血、疏通经络,具有调节中枢神经递质和体液,提高痛阈,调节血液动力平衡等作用,有利于组织炎症水肿吸收和软组织修复功能。

膝骨关节炎(KOA)是一种慢性、进展性疾病,是由于各种原发性或继发性原因所致关节软骨出现退行性改变。包括局部软骨破坏、骨赘形成、软骨下骨硬化、滑膜不同程度炎症、膝关节韧带和半月板退变、关节囊改变,从而影响膝关节功能。

KOA病因可分为原发型与继发型。继发型KOA多有明确病史或外伤史,可由任何关节损伤和疾病引发,也可继发于激素的滥用。原发型KOA病因尚不明确,可能与肥胖、衰老、膝关节过度使用、创伤、遗传等相关。中华医学会《骨关节炎诊疗指南》2018年版提出基础治疗、药物治疗、修复性治疗和重建治疗四层次的金字塔型的阶梯治疗策略。

在中国古代的医学文献中无"膝骨关节"病名,根据其具体临床表现,在祖国医学中属于"痹症""筋痹""骨痹""鹤膝风""膝眼风""筋伤""膝痛"等范畴。

诊断

以膝关节疼痛、膝关节活动受限、膝关节畸形为主要临床表现。

1. 近1个月内反复的膝关节疼痛。

2. X线示关节间隙变窄、软骨下骨硬化和(或)囊性变、关节边缘骨赘形成。

3. 年龄≥50岁。

4. 晨僵时间≤30 分钟。

5. 活动时有骨摩擦音(感)。

满足标准"1"＋"2、3、4、5"条中任意 2 条可诊断膝关节骨关节炎。

验方

主穴　膝眼、梁丘、阳陵泉、膝阳关、阿是穴。

配穴　阴陵泉、足三里、血海。

方义　取膝关节局部穴位,膝眼、梁丘、膝阳关、阿是穴疏通经络气血,"通则不痛",痹痛遂解。阳陵泉为八会穴之筋会,主膝伸不得屈。阴陵泉、足三里健脾除湿。血海活血化瘀。

操作　患者取坐位,75％乙醇擦拭消毒,选用 0.3 mm×100 mm 长毫针直刺或斜刺,针刺得气后采用提插泻法,留针30 min。内外膝眼可加用灸法。每周 3 次,10 次 1 疗程。

医案

任某,女,64 岁,退休,2018 年 7 月 4 日初诊。

主诉　反复右膝关节痛半年,再发 1 周。

现病史　患者反复右膝关节痛半年,外用云南白药可缓解,半年来右膝痛反复,未规则治疗,1 周前患者外出游玩后再次出现右膝关节痛,晨起明显,膝关节活动时有弹响声,伴行走困难。X 线提示:膝关节间隙狭窄,骨刺形成。在家休息后未缓解,故慕名前来寻陈雷主任诊治。睡眠尚可,纳可,大小便正常,舌质淡,苔薄白,脉弦紧。

查体　右膝关节内侧副韧带僵硬,右膝关节内侧、髌骨上缘压痛(＋),浮髌试验(＋),抽屉试验(－),半月板挤压试验(－)。

治疗　采用上述验方,加内外膝眼悬灸,每周治疗三次,患者诉疼痛舒缓,行动如常。嘱其治疗期间,勿过食寒凉,注意关节保

31

暖，避免空调直吹。15 次后诸症消失。

按语

　　《素问·痹论篇》曰："痹在于骨则重，在于脉则血凝而不流，在于筋则屈不伸。"膝骨关节炎属于"痹症"范畴，但又有所不同。《素问·气穴论篇》："积寒留舍，荣卫不居，卷肉缩筋，肋肘不得伸，内为骨痹。"《张氏医通》云："鹤膝风者。胫细而膝肿是也。"其描述与膝骨关节炎后期膝部骨性肿大的特点极为相似。《诸病源候论》曰："历节疼痛不可忍，屈伸不得是也。"提示骨关节炎疼痛、屈伸活动受限等特点。《张氏医通·卷五》中记载："膝痛无有不因肝肾虚者，虚者风寒湿气袭之。"《临证指南医案》："风寒湿三气杂感而成痹症。"根据历代医家论述，KOA 病变的根本是肝脾肾亏虚，外因可包括二部分，一是脾虚致风寒湿三邪由外向里侵袭，二是脾虚生痰，痰瘀交结。而瘀血贯穿膝骨关节炎病程进展的始终。

颞下颌关节功能紊乱症

颞下颌关节功能紊乱综合征，又称颞下颌关节紊乱病（TMD），是指颞下颌关节出现面部疼痛、关节弹响和关节功能障碍为主的综合征。有时会伴有头晕、耳鸣、恶心等症状，疼痛严重时可以放散至头顶、颞、枕、颈、肩、背等处，严重影响正常的生活、学习和工作。多为单侧发病，也可出现双侧同病。TMD目前已被世界卫生组织列为重大口腔流行病前五位，常见于20～40青壮年，该病的诊断依据主要为患者的临床症状或体征。中医认为本病与外感风寒，导致局部筋脉拘挛；或因先天不足、肾气不充，牙关发育不良等因素有关。针灸疗法是祖国医学的瑰宝，通过采用局部针刺加强络脉及皮部经气，沟通经络表里之间的联系，达到治疗的目的。

中医学认为，颞下颌关节紊乱病称为"颌病""颊病""口禁不开"等，属于"痹证"范畴。

诊断

1. 下颌运动异常，包括开口度异常（过大或过小）、开口型异常（偏斜或歪曲）、开闭运动出现关节绞锁等。

2. 疼痛，主要表现在开口和咀嚼运动时关节区或关节周围肌群的疼痛。

3. 弹响和杂音，即开口运动中有"咔、咔"的响音、"咔叭、咔叭"的破碎音或摩擦音。

治疗

主穴 下关、颊车、听宫、合谷。

配穴 中渚、翳风。

方义 下关、颊车是足阳明经穴,听宫是手太阳经穴,三穴均为局部取穴,可疏通面部经气。合谷为手阳明经原穴,"面口合谷收",善治头面疾病。中渚、翳风乃循经取穴。

操作 闭口取穴,得气后行泻法,使针感向颞颌关节放射。留针20～30分钟,下关、颊车可加电针刺激,每周3次,10次1疗程。

病例

周某,女,32岁,职员,初诊时间:2019年11月23日。

主诉 左侧颊痛2天。

现病史 患者2天前突发左侧颞颌关节酸胀痛,张口及咀嚼时疼痛加重,张口受限。

查体 左侧颌下压痛明显,颞颌关节弹响。

治疗 采用上述验方,每周治疗3次。为增加刺激量,下关、颊车加用电针,以患者舒适为度。嘱其治疗期间,避风寒,避免食用干硬食物。3次后基本痊愈。

按语

《素问·痹论篇》:"风寒湿三气杂至,合而为痹也,其风气胜者为行痹,寒气胜者为痛痹,湿气胜者为着痹也。"风寒湿邪侵袭,痹阻经络,不通则痛,气血运行不畅,不能濡养筋骨肌肉,不荣则痛,故而出现筋脉失养、张弛不利、张口受限、关节弹响。

研究发现,临床针灸治疗该病前5位的穴位依次以下关、合谷、颊车、听宫及阿是穴,TMD以面部局部症状为主,故以面部腧穴的邻近作用为主,以痛为腧。据腧穴解剖学,下关位于颧弓下缘中央与下颌切迹之间凹陷中,正当颞下颌关节。颊车位于下颌角前上方一横指,即咬肌附着处。听宫位于耳屏正中与下颌骨髁突之间的凹陷中。这些穴位与 TMD 的解剖结构相对应,属局部取穴,可进行直接治疗。中渚、翳风为少阳经穴,听宫为太阳经穴。以上诸穴多气多穴之经,有疏风通络、活血止痛、利关节之效。

足跟痛,包括多种慢性疾患引发的跟后、跟跖、跟内以及跟外侧的急、慢性疼痛。经常表现为清晨起床或者休息后第一次站立、步行时的剧烈疼痛,继续步行可逐渐缓解,步行时间过长后重复出现。病因复杂且多缠绵难愈。或因患者恐惧疼痛无法走路导致足部失能。多发于中老年人,左侧疼痛比右侧更为多见,男性肥胖者及运动员更为多见。中医学认为本病为标本同病,其内因包括肝肾亏虚、气血失和、筋脉失养,加之复感外因包括风寒湿邪侵袭,及外伤、劳损等导致气血阻滞而形成本病。

诊断

1. 病势缓和,病程多为几个月到几年不等。

2. 晨起脚着地开始行走时出现足跟面的疼痛,行走一段时间后疼痛可减轻,过度行走疼痛加重。病程较长者则出现足跟部持续性的刺痛,步履艰难,若不慎足跟踩在石头或其他硬物时会出现足跟部的疼痛加重。

3. 查体可见足跟部微肿,压痛以足跟跖内侧面最显著,嘱患者进行足跖屈背伸的活动可诱发疼痛。

4. X线早期多为阴性,晚期可见骨膜增厚,或可见骨质的脱钙、骨质增生或骨刺。

验方

主穴　太溪、照海、昆仑、申脉、悬钟、阿是穴。

配穴　承山、阳陵泉、太冲。

方义　足跟痛局部与足少阳、足太阳腧穴为主,太溪是足少阴原穴,足少阴"别入跟中",配照海强筋骨、宣痹痛;昆仑、申脉位于足跟部,属足太阳经,与肾相表里,可疏筋脉,行气血;悬钟为八会之髓会,可补髓壮骨;阿是穴直达病所,疏通局部经气,化瘀止痛。承山、阳陵泉柔筋止痛,太冲可加强活血祛瘀之效。

操作　太溪、昆仑相互透刺,申脉、照海刺向足跟底部,其他穴位常规针刺。太溪、昆仑可针灸并用,每周 3 次,10 次 1 疗程。

医案

于某,男,58 岁,退休,2019 年 10 月 6 日初诊。

主诉　足跟痛 2 周。

现病史　患者有多年慢跑习惯,2 周前夜跑后突发晨起足跟痛,疼痛剧烈,触地即痛,伴有行走困难。遂于骨科门诊就诊,CT 检查:未见明显骨折。血常规、尿酸未见明显异常。

查体　足跟部轻微肿胀,压痛明显。

治疗　采用上述验方,每周治疗 3 次。第一针灸结束治疗后,患者即诉疼痛舒缓。为增加刺激量,从第二次治疗开始,加用电针,连接太溪和昆仑,以患者舒适为度。嘱其治疗期间,避风冷潮湿,注意休息,穿软底鞋。10 次后基本痊愈。

按语

足跟痛,在传统医学中在《内经》被称为"踵痛",《释名》曰:足后曰跟,又谓之"踵",《诸病源候论》称之为"脚跟颓",并指出:"颓者,即衰退也。"《丹溪心法》始称之为"足跟痛",后世医家皆沿用之。对于其病因,各医家有其不同的见解。《诸病源候论》云:"肾主腰脚。"《针灸甲乙经》在肾经病候中提到"足下热而痛"。《针灸甲乙经》记载有"气少血多则瘦,跟空""血气皆少则善转筋,踵下痛"。《类经》云:"血与气皆少……为痿厥足痹等病。"提示了气血不足可引起足跟痛的发生。《证治准绳》提出:"饮食酒及潼酪勿使过度,过则……遂成脚疾。"指出了嗜酒易损伤脾胃易感受湿邪,湿性趋下,注于足部,从而导致脚疾的发生。针灸治疗本病疗效可靠,"踝跟骨痛灸昆仑",针灸并用对足跟痛治疗效果明显,能加快局部血液循环并促进炎症的吸收。

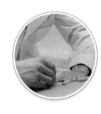

第二章 消化系统疾病

一 梅核气

梅核气(GH)又称癔症球、咽异感症,指咽部无明显器质性病变而自觉咽喉部有异物、堵塞、痰黏着感或不适等异常感觉的病症,也称咽神经症。目前认为本病很可能与咽肌或上食管括约肌的功能失调有关,多见于绝经期的女性,患者在发病中多有精神因素,性格上有强迫观念,经常做吞咽动作以求解除症状,发病时间长短不一,可反复发作,一般常在情绪变化或疲劳后发病。咽异感症状往往多种多样,包括异物感、闭塞感、压迫感、烧灼感、束带感、蚁行感、团块附着感或胀满感等。症状多在空咽时明显,吞咽食物时反而不明显;可间歇性出现,也可持续性存在。异感部位多位于口咽和胸骨上窝之间,可固定不动,亦可上下移动,常处于咽中线或偏于一侧。患者常试图通过吞咽或咳嗽来消除咽部的异感症状,但并不能达到目的,有时反而使咽部不适感加重。可伴有嗳气、反酸、胸闷、胸骨后疼痛等消化系统症状,或紧张、焦虑、抑郁、烦躁等精神症状。

本病多因咽局部没有明显的器质性病变,故认为本病属于咽神经症。但也有人认为本病很可能与咽肌或上食管括约肌的功能失调有关。针灸是本病目前可首选的治疗方法,是针灸的优势病种,采用针刺可有效治疗本病,减轻咽部异物感和不适感,减少复发。

诊断

1. 病因：由精神因素导致，亦可能与器质性病变有关；可以系咽喉及邻近器官病变所引起，也可能为全身其他器官疾病通过神经反射传导至咽部而产生。

2. 症状：了解症状的发作时间，有无诱因，咽异感的性质及部位，与吞咽的关系及伴随症状等。

3. 查体：据患者病史和症状进行有关专科检查，尤其要进行消化系统检查，排除上消化道炎症、运动障碍及肿瘤等疾病。

4. 辅助检查

（1）常规检查：进行电子纤维鼻咽喉镜检查，观察鼻咽、口咽、喉咽有无黏膜充血、肿胀、增生、瘢痕、囊肿、异物及肿瘤等，尤其注意扁桃体是否肥大，咽喉壁淋巴小结、舌根淋巴组织是否增生，会厌是否有囊肿，构会厌襞是否肿胀。

（2）其他检查：①实验室检查：血常规；②影像学检查：消化道钡餐透视或摄片，上消化道造影，颈椎 X 线摄片，胸部 X 线摄片；③纤维食管镜及胃镜检查；④食管动力学及 24 小时食管 pH 检测、颈部 B 超检查。

5. 梅核气的中医临床诊断：①咽中如有炙脔，吞之不下，吐之不出；②精神抑郁，情绪不宁，胸胁胀满，嗳气纳差；③有情志刺激史，诸症随情绪波动而变化。

验方

经验穴 鱼宫穴、翳天穴。

配穴 天突、内关、太冲、足三里、丰隆。

方义 翳天、天突为局部选穴，促进痰气化散；鱼宫为经验用穴，远端选穴，使喉中气散痰消；内关为"八脉交会穴"，取"公孙冲脉胃心胸，内关阴维下总同"之意，太冲调理肝气，促进气机运行；

足三里、丰隆为足阳明胃经腧穴,理气化痰。

操作 鱼宫穴(掌面劳宫和鱼际连线中点处,约位于掌面食指和中指缝后 1 寸处),直刺进针约 0.3～0.5 寸,强刺激。刺激的同时让患者深呼吸、憋住气,数秒后做吞咽动作,反复这种动作,直到患者感觉咽部症状减轻或消失为止。翳天穴(翳风穴与天容穴连线中点,约位于下颌角之后一横指,于胸锁乳突肌前缘处),斜刺,针尖向咽喉部,深 1～1.5 寸,一般针刺左右两侧穴位,以中等刺激为宜。余穴常规针刺进针,予平补平泻法,留针 30 分钟。每日 1 次,10 次为 1 个疗程。

医案

厉某,女,56 岁,退休人员。

主诉 咽部梗阻感 3 年。

现病史 缘于 3 年前无明显诱因出现咽部梗阻感,每于情绪激动时发作,情绪稳定后症状自行缓解。就诊于多家医院,查喉镜示:喉镜未见明显异常。查电子胃镜示:慢性萎缩性胃炎。考虑"神经症",患者拒绝服用抗抑郁药物,遂前来陈雷主任门诊处求诊。病来患者神志清,精神尚可,纳差,夜寐不安,小便频,大便正常。

查体 甲状腺无肿大,咽喉无红肿。舌质淡,苔白腻,舌下脉络色红,脉弦滑。

诊断 梅核气,痰气交阻证。

治疗 取穴:鱼宫(双)、翳天(双)、天突(双)、内关(双)、太冲(双)、足三里(双)、丰隆(双)。操作:鱼宫直刺 0.5 寸,强刺激。刺激的同时让患者深呼吸、憋住气,数秒后做吞咽动作,反复这种动作,直到患者感觉咽部症状减轻或消失为止。翳天向咽喉部斜刺 1 寸,中等刺激。余穴常规针刺进针,予平补平泻法,留针 30 分钟。每周治疗 3 次,每次治疗时加以心理疏导,以及平复情绪的方法。第一周结束治疗后,患者诉睡眠情况较前明显好转。第二周结束治疗后，患者诉发作时较前更能控制情绪，梗阻感较前改善。为加强"化痰"之效，从第三周开始予足三里、丰隆加用温针灸法，每次 30 min。治疗 2 月后，患者诉咽部梗阻感较前明显缓解。

按语

本病的发生、发展、转归均与情志因素密切相关，针对不同的患者，在针灸治疗的同时进行心理疏导，分别运用相应的心理治疗时应用语言暗示患者，如述其针刺后可立即见效等，可提高针灸疗效。本病在治疗时，以咽部有明显的针感疗效好，尤其是咽后壁的点刺常可及时起到作用，这与患者的精神因素密切相关。如果患者有较重的抑郁、强迫症、神经质较重，针灸疗效较差，应配合药物治疗。

目前认为本病很可能与咽肌或上食管括约肌的功能失调有关，针刺廉泉、天突等局部腧穴，可促进咽部的微循环，同时对咽肌或上食管括约肌的功能失调有直接的刺激和调节作用，有利于症状的消除。针刺协调中枢神经的兴奋和抑制过程，调节自主神经功能，提高免疫，调节神经-内分泌的失调等，从而达到整体治疗本病的目的。本病对人体健康影响不大，经过治疗预后良好。一般初起疾病轻浅，情志因素不重者，针刺治疗易于奏效，预后较好。而病程较长，反复发作，情志因素复杂者，属于顽固性病例，多较难治，给予耐心的心理治疗，必要时配合抗抑郁药物治疗，才能收效。在治疗的同时，应注意开导患者，耐心听其诉说，经治疗病情好转后要继续治疗一段时间，防止复发。

呃逆

呃逆，即单纯性膈肌痉挛之俗称，或称胃神经症，属膈肌功能障碍性疾病，即吸气时声门突然闭合产生一种呃声。这种膈肌异常的收缩运动是由于迷走神经和膈神经受到刺激所引起。临床上呃逆是一种症状，引起呃逆的原因很多，如平常进食过快，进刺激性食物和吸入冷空气等产生膈肌痉挛，轻者间断打嗝，重者可连续呃逆或呕逆、腹胀、腹痛，个别小便失禁。呃逆可单独发生，亦可作为兼症见于其他疾病，呈连续性发作。本病主要由饮食不节导致胃中寒冷或实热蕴中，或情志失和、肝气犯胃，或脏腑亏虚、致使胃失和降。病因虽多，病机则一，总由胃气上逆动膈所致，一般而言，凡饮食烟酒不当或情志不和所致呃逆大多属实，阴阳亏虚之呃逆多为胃气败绝、脏腑功能衰绝的征兆。针灸治疗呃逆立竿见影，往往一针取效，临床应用方便快捷。

诊断

本病以气逆上冲，喉间呃呃连声，令人不能自制为主要症状。其呃声或疏或密，间歇时间无定，有连续呃逆七八声而暂止者，有连续呃逆而竟难止者，亦有几分钟或半小时呃一声者。可由功能性疾病和器质性疾病所致。前者多指健康人在饱餐、快速吞咽、冷刺激、过度烟酒、精神刺激等出现的呃逆。后者包括局部病理因素所致，如胃扩张等刺激横膈的腹部疾病，肺炎球菌性肺炎、食管扩张、急性心肌梗死、纵隔肿物等刺激胸膜或压迫膈神经的颈部及胸部疾病，脑梗死、脑出血、脑栓塞、颅内炎症、肿瘤、外伤、脑水肿、颅内高压等中枢疾病；也包括全身性疾病所致，如氮质血症、糖尿病酮症酸中毒、手术等。以上种种原因引起的呃逆，均可参考本篇内容辨证论治。

验方

主穴 攒竹下、内关、足三里、膈俞、中脘。

配穴 三阴交、太冲、公孙、翳风等。

方义 攒竹下即攒竹穴稍向下，在与睛明穴连线中点，按之有凹陷处，为治疗呃逆的经验特效穴。本病的基本病机为胃气上逆动膈，中脘为胃之募穴，腑之会，穴居胃脘部，足三里为胃的下合穴，二穴相配可和胃降逆，不论胃腑寒热虚实所致胃气上逆动膈者均可用之；内关穴通阴维脉，且为手厥阴心包经的络穴，可宽胸利膈，畅通三焦气机；本病病位在膈，故不论何种呃逆，均可用膈俞利膈止呃。

操作 主穴每次必选，配穴随证选取。实证用毫针泻法，虚证用毫针补法或用灸法。

医案

贾某，男，22岁，学生。

主诉 打呃不止3小时。

现病史 缘于3小时前进食螺蛳粉后出现打呃，呃声高亢，每分钟约发作5次，自行采用屏气、饮水、转移注意力等方法均无效，遂来陈雷主任处求诊。病来神志清，精神可，纳寐可，二便调。

查体 舌质淡，苔薄黄，舌下脉络色红，脉弦。

诊断 呃逆病，胃热上逆证。

治疗 取穴：攒竹下（双）、内关（双）、足三里（双）、膈俞（双）、中脘（双）、太冲（双）。操作：攒竹下向眉梢平刺0.8寸，针刺得气后患者自觉膈肌痉挛瞬时缓解,每 10 min 行针一次,强刺激泻法。余穴常规刺法,平补平泻法。留针 30 min 后,患者打呃完全停止。

按语

呃逆如系偶然一时发作,症状轻微,可以不治而愈,预后良好。若呃逆持续不断,证若属实,病位在胃,尚不难治疗;若病机由实变虚,胃气损耗,尤其当呃逆出现在一些严重疾病之晚期,乃是脏腑元气衰败,胃气将绝之征象,病位波及脾肾等其他脏腑,多属难治,预后不良。如《素问·宝命全形篇》云:"病深者,其声哕。"《灵枢·热病》云:"热病汗不出,大颧发赤,哕者死。"《景岳全书·呃逆》亦指出:"惟屡呃为患,及呃之甚者,必其气有大逆,或脾肾之气大有亏竭而然,然实呃不难治,而为元气败竭者,乃最危之候也。"成无己《伤寒明理论》认为:"不尿腹满加哕者,不治。"平素应注意寒温适宜,不要过食生冷及辛热煎炸之物,避免烟酒过度,保持情志舒畅。患病用药,寒凉温燥中病即止,不可过投。要积极治疗危笃重病,以防出现元气衰败之呃逆。

三　贲门失弛缓症

贲门失弛缓症（AC）是一种病因尚不明确的食管运动功能障碍性疾病。以食管蠕动异常、食管下括约肌（LES）松弛障碍为主要特点，有吞咽困难、胸骨后疼痛、反流、体重减轻等临床表现。AC 可以是原发性的，也可以是继发性的。对于继发性 AC，食管神经纤维缺失的原因往往是已知的；对于原发性 AC，多认为是食管肌间神经丛抑制性神经缺失导致其发病。研究发现 AC 可能与病毒感染、环境因素、自身免疫炎症和遗传因素等有关，但 AC 确切的发病机制目前尚不明确。咽下困难、食物反流和胸骨后疼痛为本病的典型临床表现。但须和纵隔肿瘤、心绞痛、食管神经官能症，尤其与食管癌、贲门癌进行鉴别诊断。贲门失弛缓症易引起吸入性呼吸道感染、局部继发食管炎、食管溃疡以及癌变等并发症。目前对于贲门失弛缓症所产生的神经变性仍无特殊的办法进行矫正。临床治疗目的是应用各种不同方法使食管下括约肌压力降低，便于食物通过食管。常用方法有：内镜下注射肉毒素、应用激光或微波治疗以及短期放置记忆金属支架的内镜治疗；利用"自助式"食管扩张的扩张疗法；外科直视下括约肌切开或内镜下（腹腔镜、胸腔镜）括约肌切开手术治疗。辨证运用针灸等方法治疗贲门失弛缓症有时也可取得较好疗效。

诊断

咽下困难、食物反流和胸骨后疼痛为本病的典型临床表现。

1. 咽下困难：无痛性咽下困难是本病最常见、最早出现的症状，占 80％以上。起病多较缓慢，但亦可较急，初起可轻微，仅在餐后有饱胀感觉而已。咽下困难多呈间歇性发作，常因情绪波动、发怒、忧虑、惊骇或进食过冷和辛辣等刺激性食物而诱发。

2. 疼痛：疼痛占 40％～90％，性质不一，可为闷痛、灼痛、针刺痛、割痛或锥痛。疼痛部位多在胸骨后及中上腹；也可在胸背部、右侧胸部、右胸骨缘以及左季肋部。疼痛发作有时酷似心绞痛，甚至舌下含硝酸甘油片后可获缓解。疼痛发生的机制可由于食管平滑肌强烈收缩，或食物滞留性食管炎所致。随着咽下困难的逐渐加剧，梗阻以上食管的进一步扩张，疼痛反可逐渐减轻。

3. 食物反流：发生率可达 90％，随着咽下困难的加重，食管的进一步扩张，相当量的内容物可潴留在食管内至数小时或数日之久，而在体位改变时反流出来。从食管反流出来的内容物因未进入过胃腔，故无胃内呕吐物的特点，但可混有大量黏液和唾液。在并发食管炎、食管溃疡时，反流物可含有血液。

4. 体重减轻：体重减轻与咽下困难影响食物的摄取有关。对于咽下困难，患者虽多采取选食、慢食、进食时或食后多饮汤水将食物冲下，或食后伸直胸背部、用力深呼吸或屏气等方法以协助咽下动作，使食物进入胃部，保证营养摄入量。病程长久者仍可有体重减轻，营养不良和维生素缺乏等表现，而呈恶病质者罕见。

5. 出血和贫血：患者常可有贫血，偶有由食管炎所致的出血。

6. 其他症状：由于食管下端括约肌张力的增高，患者很少发生呃逆，乃为本病的重要特征。在后期病例，极度扩张的食管可压迫胸腔内器官而产生干咳、气急、发绀和声音嘶哑等。

出现以上症状，若再经食管吞钡 X 线检查，发现具有本病的典型征象（食管体部缺乏蠕动波，食管下端呈漏斗状狭窄，边缘光滑平整，呈梭形或鸟嘴状）就可做出诊断。但须和纵隔肿瘤、心绞痛、食管神经官能症，尤其与食管癌、贲门癌进行鉴别诊断。

验方

主穴　璇玑、膻中、中脘、期门、天枢、关元、足三里、三阴交、内关、太冲。

配穴　膈俞、胃俞。

方义　璇玑、膻中、中脘为局部选穴，促进食管通畅；足三里、内关通胃气，使食物下行；天枢、关元通肠气，使胃下移之食物消化排出；期门、三阴交、太冲调达肝气，促进全身气机运行。

操作　选用 0.25 mm×40 mm 针灸针，施针部位常规消毒，患者先取仰卧位，穴取璇玑、膻中、中脘、期门、天枢、关元、足三里、三阴交、内关、太冲，行捻转手法平补平泻，于璇玑、中脘和天枢、足三里处接电针，选用疏密波，留针 30 min，然后取俯卧位，以梅花针叩刺双侧膈俞、胃俞，力度适中，以局部皮肤潮红为度，然后加拔火罐，留罐 10～15 min，以局部有黏液渗出为度。针刺 1 周 3 次，刺络拔罐 1 周 1 次，4 周为一疗程。

医案

关某，男，61 岁，退休人员。

主诉　胃胀 4 年，吞咽梗阻感 1 年。

现病史　缘于 4 年前无明显诱因出现食后胃胀，偶有反酸、吞咽疼痛感，查电子胃镜示：慢性萎缩性胃炎。予"奥美拉唑肠溶胶囊"口服后症状有所改善。1 年前，患者自觉吞咽大块食物较为困难，吞咽时上腹部疼痛较前明显，进食后频发反酸，口服"奥美拉唑肠溶胶囊"后症状缓解不明显，遂再查电子胃镜示：贲门狭窄，慢性萎缩性胃炎。诊断为"贲门失弛缓症"，建议患者手术治疗。患者拒绝手术治疗，遂来陈雷主任门诊求诊。病来患者神志清，精神可，纳差，夜寐一般，二便调，近 1 年来体重减轻约 5 kg。

查体　胸骨剑突后压痛（＋）。舌质暗，苔白腻，舌下脉络色紫,脉涩。

诊断 噎膈病,痰瘀互结证。

针灸治疗 取穴:璇玑(双)、膻中(双)、中脘(双)、期门(双)、天枢(双)、关元(双)、足三里(双)、三阴交(双)、内关(双)、太冲(双)。操作:以上穴位常规针刺,行捻转手法平补平泻,并于璇玑、中脘和天枢、足三里处接电针,选用疏密波,留针 30 min。每周3次。

刺络拔罐 取穴:膈俞(双)、胃俞(双)。操作:取俯卧位,以梅花针叩刺双侧膈俞、胃俞,力度适中,以局部皮肤潮红为度,然后加拔火罐,留罐 10～15 分钟,以局部有黏液渗出为度。每周 1 次。

治疗 2 周后,患者诉胃胀较前缓解。治疗 1 月后,患者诉可自由进食小块食物,反酸、吞咽困难较前好转。治疗 3 月后,患者诉可正常吞咽稍软的大块食物,如泡了豆浆的油条等。治疗半年后,患者诉可适度吞咽大块食物,胃胀、疼痛、反酸较前明显改善。

按语

本病病因迄今尚未明确,且病程长,难以治愈,属中医"噎膈"范畴,该病多与情志因素相关,并随情志波动时轻时重。所涉及的脏腑除胃外,还与肝、脾、肾密切相关。患者往往精神状态紧张,忧思易怒,肝气郁结不得正常疏泄,气机逆乱,则津血运行失常,气血郁阻;"脾宜升则健,胃宜降则和",忧思伤脾,脾伤则气结,津液不布,聚而生痰,痰气交阻于食管和胃,胃失和降则饮食难下,吞咽不顺,胃气上逆则作呕;加之脾胃运化失调,气血生化乏源,五脏失养俱虚,致使形体消瘦,面色萎黄,达到虚实夹杂、标实本虚的难治阶段,久而久之更加重病情。故本病的早期诊断和早期治疗是决定本病发展的关键。

背俞穴为脏腑之气直接输注的部位,与脏腑联系密切,五脏疾病刺之可直接疏调脏腑之气,故取胃俞、膈俞宽胃利膈;《灵枢·邪气藏府病形》曰:"胃病者,腹䐜胀,胃脘当心而痛,上肢两胁,膈咽不通，食饮不下，取之三里也。"取中脘、天枢、足三里健运中州，理气和胃化痰；《针灸大成·八脉图并治症穴》云："中满心胸痞胀，肠鸣泄泻脱肛，食难下膈酒来伤，积块坚横胁抢。妇女胁疼心痛，结胸里急难当，伤寒不解结胸腔，疟疾内关独当。"故取膻中、璇玑、内关开郁降逆，宽胸利膈；《医学心悟》记载："凡噎膈病，不出胃脘干涸四字。"故取太冲、三阴交滋水涵木。本病多因情志因素诱发，故应结合情绪的疏导，保持良好心态，同时配合健康规律的饮食和锻炼，以免病情反复。

胃食管反流病

胃食管反流病(GERD)是常见的消化系统疾病,是指胃内容物反流入食管引起的反流相关症状和(或)并发症的一种疾病,发病率逐年增高,严重影响人们的生活质量,人们对 GERD 的预防与诊治日益重视。GERD 典型症状为食管症状,其中胃灼热和反流最具特征,还可伴发食管外症状,可引起反流性食管炎、出血、狭窄、Barrett 食管和腺癌等并发症。其发病原因多样,主要与防御机制减弱有关,其中包括一过性下食管括约肌松弛等。目前GERD 主要分为非糜烂性反流病(NERD)、反流性食管炎(RE)和Barrett 食管(BE)三大临床类型。本病的发病机制主要是抗反流防御机制减弱和反流物对食管黏膜的攻击作用增强所致。有多种因素参与,包括食管下段括约肌(LES)功能失调、食管廓清功能下降、食管组织抵抗力损伤、胃排空延迟、胃酸及胃蛋白酶等主要攻击因子对食管黏膜损害、幽门螺杆菌感染、社会心理因素、Cajal 间质细胞数量减少等。现多数临床研究表明,GERD 的西药治疗存在不能改变食管动力功能、有明显的药物依赖性、复发率高及不良反应明显等问题,针灸在治疗 GERD 上具有一定优势,如有效调节消化系统功能,改善临床症状,降低复发率及并发症发生率,减少药物的依赖和不良反应,缓解抑郁情绪,提高生活质量及降低经济成本等。

根据其主要临床表现,如胃灼热、反酸、胸骨后灼痛、咽喉不适、口苦、嗳气、反胃等症状,中医应归属于"吐酸""呕苦""吞酸""嘈杂""食管瘅"等范畴。

诊断

参照中华医学会消化病学分会中国胃食管反流病共识意见专家组制定的《2014年中国胃食管反流病专家共识意见》。

1. 临床症状: 临床表现多样,胃灼热、反酸是最常见的典型症状,胸痛亦是常见症状;其他不典型症状有上腹痛、胃胀、嗳气、恶心等消化不良症状,或同时伴有咽喉不适、吞咽困难、睡眠障碍;食管外症状表现有慢性咳嗽、支气管哮喘、慢性喉炎、牙侵蚀症等,并发症包括上消化道出血、食管狭窄等。

2. 内镜检查可明确有无 RE 及 BE: 临床上如患者有典型的胃灼热和反酸症状,可初步诊断为 GERD;上消化道内镜检查有 RE 和 BE 表现,本病诊断可成立;对于拟诊 GERD 的患者或怀疑有反流相关的食管外症状的患者,可采用 PPI 试验性治疗,如有明显效果,本病诊断一般可成立。对于症状不典型者,常需结合内镜检查、食管 pH 阻抗监测和 PPI 试验性治疗综合分析进行诊断。

验方

主穴 足三里、天枢、中脘、膻中、内关、太冲。

配穴 脾俞、胃俞、肝俞、胆俞。

方义 足三里、天枢属于胃经,足三里为胃之合穴,"合治六腑",可治本经病。中脘、膻中属于任脉,中脘为胃之募穴,募穴集脏腑之气,故可通降胃气,治胃腑病;膻中为气会,主一身之气,故可用于调上逆之胃气。内关属于心包经,为心包络穴、八脉交会穴,阴维之所发,通于任脉,可治疗胃心胸之病。太冲属于肝经,肝之原穴,《素问·宝命全形论篇》所说"土得木而达",即肝的疏泄正常,肝气条达则助脾运化升发清阳之气,助胃受纳腐熟降浊阴之气,故太冲有疏肝理气、降逆和胃、解郁通络之功。胃俞、脾俞、肝俞、胆俞属于膀胱经的背俞穴,可使肝胆疏泄,脾气升提,而使胃气得降。《难经本义》说："阴阳经络,气相交贯,脏腑腹背,气相通应",说明脏腑之气与俞募穴相互贯通,故胃之俞募穴胃俞与中脘,可调理中焦、贯通调节胃气。

操作　选用0.25mm×40mm针灸针,施针部位常规消毒,患者先取仰卧位,穴取足三里、天枢、中脘、膻中,行捻转手法平补平泻,于膻中、中脘和天枢、足三里处接电针,选用疏密波,留针30min,然后取俯卧位,以梅花针叩刺双侧脾俞和胃俞、肝俞和胆俞,力度适中,以局部皮肤潮红为度,然后加拔火罐,留罐10～15分钟,以局部有黏液渗出为度。针刺1周3次,刺络拔罐1周1次,4周为一疗程。

医案

付某,男,34岁,公务员。

主诉　反酸2年。

现病史　缘于2年前无明显诱因出现食后反酸,伴胃胀,无呕血黑便,自行口服"铝碳酸镁"等药物后症状稍有好转,但每于情绪激动时反酸频发。1年前就诊于外院,查电子胃镜示:慢性萎缩性胃炎。考虑"胃食管反流",予"奥美拉唑"口服后症状好转,但情绪激动时仍易复发。现患者为求针灸治疗特来陈雷主任处求诊。病来患者神志清,精神可,纳后反酸,多梦易醒,小便正常,大便干,近期体重无明显变化。

查体　剑脐连线中点压痛(＋)。舌质红,苔黄,舌下脉络色红,脉弦。

诊断　吞酸病,肝胃不和证。

针灸治疗　取穴:足三里(双)、天枢(双)、中脘(双)、膻中(双)、内关(双)、太冲(双)。操作:常规操作,得气后行捻转平补平泻手法。并于膻中、中脘和天枢、足三里处接电针,选用疏密波,留针30min。每周3次。

刺络拔罐　取穴:肝俞(双)、胃俞(双)。操作:取俯卧位,以梅花针叩刺双侧肝俞、胃俞，力度适中，以局部皮肤潮红为度，然后加拔火罐，留罐 10～15 min，以局部有黏液渗出为度。每周 1 次。

治疗 1 周后，患者诉胃胀较前好转。治疗 3 周后，患者诉偶有食后反酸，无明显胃胀。治疗 2 月后，患者诉无明显反酸胃胀再发。

按语

中医认为，本病可由情志不遂，肝胆失于疏泄，横逆犯胃；饮食不节，烟酒无度灼伤胃经，胃气不和；平素脾胃虚弱，脾虚湿滞，浊阴不降，胃气反逆；素罹胆病，胆热犯胃，上逆呕苦；肝火上炎侮肺，肺失肃降，咳逆上气；各种因素导致脾气当升不升，胃气当降不降，肝不随脾升，胆不随胃降，以致胃气上逆，上犯食管而形成本病。因此，本病的病位在食管和胃，与肝胆脾肺关系密切，其基本病机概括为肝胆失于疏泄，胃失和降，胃气上逆。

针灸治疗或针药联合治疗是治疗胃食管反流病的重要手段，临床报道针刺对消化道黏膜具有保护作用，可增加黏膜血流量，加快黏膜的修复。同时现代针灸机制研究也表明，针灸可调节幽门括约肌的功能，防止十二指肠内容物的反流。值得注意的是，患者往往存在一定程度的情志失调、肝气郁结，所以保持心情舒畅尤为重要，宜疏导患者，树立积极乐观的心态，及时调节好心情，以利疾病早日康复。

慢性胃炎

　　慢性胃炎系指不同病因引起的胃黏膜的慢性炎症或萎缩性病变,其实质是胃黏膜上皮遭受反复损害后,由于黏膜特异的再生能力,以致黏膜发生改建,且最终导致不可逆的固有胃腺体的萎缩,甚至消失。慢性胃炎是临床常见病、多发病,其发病率在各种胃病中居于首位,男性多于女性,且随着年龄增长,发病率也逐渐增高。世界范围内均以老年人高发,随年龄增长发病率也随之增高。本病常表现为消化不良症状,如上腹隐痛、饱胀、反酸、嗳气等;萎缩性胃炎患者可有贫血、消瘦、舌炎、腹泻等,个别伴黏膜糜烂者上腹痛明显并可伴有出血,对患者生活质量造成严重影响。针灸以独特经络腧穴理论体系及非药物治疗优势应用于慢性胃炎治疗中,可取得一定效果,以获得部分症状缓解结局为主要趋势,在本病症治疗中能发挥着辅助的治疗效应,临床应配合相应药物或其他疗法治疗,可以缓解症状、改善胃黏膜组织学变化,根除幽门螺杆菌感染,可以消除或改善胃黏膜炎症,防止萎缩、肠化进一步发展,预防恶变。

诊断

　　临床评估应详细了解病史,全面进行体格检查,评估胃炎对人体的影响程度:有无消化不良症状和严重程度,找出可能的病因或诱因。

1. 病史询问

(1) 发病年龄:本病进展缓慢,世界范围内均以老年人高发,随年龄增长发病率也随之增高。

（2）既往发作情况：详细了解症状发生的性质、程度和频率。仔细询问有无报警征象，如消瘦、贫血、上腹包块、黑便等，对有报警征象者建议进行血清肿瘤标志物筛查及影像学检查，并尽早行胃镜及病理组织学检查。

（3）诱因或加重的因素：可能的诱发或加重因素，如进餐、情绪、受凉、药物等；有无夜间症状；食欲、进食量有无变化，有无体重下降以及营养不良状况。

（4）社会心理因素：发病前有无心理社会因素，对焦虑、抑郁明显者，建议行专科诊断和评估。

（5）既往史及个人史：药物史、酒精史、胃十二指肠反流史。

（6）家族史：注意有无消化道肿瘤家族史。

2. 体格检查：对慢性胃炎的患者均应做全面的体格检查，与其他腹部疾病相鉴别。

3. 实验室检查及其他检查

（1）胃镜和活组织检查：是诊断慢性胃炎的主要方法；

（2）胃液分析：浅表性胃炎胃酸多正常，广泛而严重的萎缩性胃炎胃酸降低，尤以胃体胃炎更明显，胃窦炎一般正常或可有轻度障碍；

（3）幽门螺杆菌（HP）检测：此菌为慢性胃炎的主要致病菌，其感染程度与慢性胃炎的病理损害程度亦密切相关；

（4）血清学检测：慢性萎缩性胃炎血清胃泌素中度升高；慢性胃窦胃炎血清胃泌素下降；

（5）胃肠 X 线钡餐检查。

验方

主穴	中脘、梁门、章门、足三里、内关、公孙。
配穴	实证加阳陵泉、太冲，虚证加脾俞、胃俞。
方义	中脘、章门为胃、脾之募穴，又为局部选穴，梁丘、足三

里为足阳明胃经腧穴,共同补益脾胃之气;内关、公孙为"八脉交会穴","公孙冲脉胃心胸,内关阴维下总同",二穴合用为治疗中焦脾胃之要穴。

操作　选用0.25 mm×40 mm针灸针,施针部位常规消毒,患者先取仰卧位,穴取中脘、梁门、章门、足三里、内关、公孙,行捻转手法平补平泻。实证加阳陵泉、太冲,并于梁门和足三里处接电针,选用疏密波,留针30 min;虚证在仰卧位针毕后,取俯卧位,加脾俞、胃俞,得气后点燃艾条段,插在针柄上,灸2壮。针刺1周3次,4周为一疗程。

医案

沈某,女,61岁,退休人员。

主诉　反复胃胀30余年。

现病史　缘于30余年前无明显诱因出现食后胃胀,偶有反酸胃痛,无呕血黑便,当时未予重视,自行热敷、休息后症状稍有缓解。而后胃胀常于受凉、劳累后反复发作,查电子胃镜示:慢性萎缩性胃炎。医嘱予"铝碳酸镁""雷尼替丁""瑞巴派特"等保胃药物,近30年来每次发作均口服上述药物,症状控制尚可。今患者为求针灸治疗特来陈雷主任处求诊。病来患者神志清,精神可,纳差,夜寐一般,二便调。

查体　剑脐连线中点压痛(+)。舌质淡,苔薄白,舌下脉络色淡,脉沉细。

诊断　胃痞病,脾胃两虚证。

治疗　取穴:中脘(双)、梁门(双)、章门(双)、足三里(双)、内关(双)、公孙(双)。操作:常规针刺操作,针刺得气后行捻转补法,留针30 min。每周3次。

治疗2周后,患者诉胃胀较前改善,但每次受凉后仍易发作。从第三周起,每次仰卧位针毕后,取俯卧位,加用脾俞(双)、胃俞(双),二穴针刺得气后将一长约2 cm的艾条段插在针柄上,点燃艾条,共灸 2 壮,随后取针。治疗 4 周后患者诉胃胀较前明显好转。治疗 2 月后,患者诉无明显胃胀再发。

按语

中医将慢性胃炎归属于"胃脘痛"范畴,根据"不通则痛"理论,胃脘痛与脾胃升降失调、气机阻滞相关,故认为治疗此病需要以调理气机为主。针灸治疗是经针刺与艾灸作用于经络腧穴,起到调节气机、恢复阴阳平衡之效,达到治病、防病目的。慢性胃炎分为浅表性和萎缩性胃炎,针灸对浅表性胃炎的疗效优于萎缩性胃炎。病灶局限的针灸疗效优于泛发者。治疗期间患者要注意饮食规律、少食多餐、软食为主;忌暴饮暴食;避免刺激性食物和药物,保持情绪乐观,注意劳逸结合。适当锻炼身体,这可有效地提高和巩固针灸疗效。

慢性胃炎是多种病因引起的慢性胃黏膜炎性病变。针刺对胃黏膜具有细胞保护作用,使其不受外来物理、化学等刺激的损伤。针灸还可以改善胃黏膜血流,保护胃黏膜。针灸能抑制胃黏液的减少,增强胃壁屏障。针刺可以抑制脂质过氧化物酶对胃黏膜的损害,促进氧自由基的清除,从而起到保护胃黏膜的作用。针刺还能抑制肾上腺素能神经对肾上腺素的释放,也抑制嗜铬细胞对 5-羟色胺的释放,使儿茶酚胺减低,有利于黏膜屏障机制的加强。针刺的传入冲动到达中枢脑干的孤束核等特定结构,激活肽能神经和神经递质,其传出冲动可激活外周肠神经系统 P 物质、胃泌素(GAS)、胃动素(MTL)等肽能神经元,启动胃肠收缩活动,增强胃黏膜细胞的保护作用。一般大部分慢性浅表性胃炎和单纯轻度慢性萎缩性胃炎预后良好,但慢性萎缩性胃炎伴有病理检查上的结肠型上皮化生或不典型增生者,属于癌前病变,如不积极治疗,容易诱变为胃癌。因此,要动态观察,高度重视,定期做胃镜复查。

功能性消化不良

功能性消化不良(FD)是指具有上腹痛、上腹胀、嗳气、食欲不振、早饱、恶心、呕吐等上腹不适症状,经检查排除引起这些症状的器质性疾病的一组临床综合征;症状可持续或反复发作,病程一般规定为超过 1 个月或在 12 个月中累计超过 12 周;不少患者伴有失眠、焦虑、抑郁、头痛、注意力不集中等精神症状。本病不仅影响患者的生活质量,而且构成相当高的医疗费用,已逐渐成为现代社会中一个主要的医疗保健问题。功能性消化不良的治疗目前西医采用药物及心理治疗有一定疗效,但由于长期应用可出现不良反应,因此,也限制了其临床疗效。近年来大量的临床报道证实,针灸对功能性消化不良有实质性的治疗作用,尽管目前本病难以完全治愈,但短期内大部分患者可达到临床控制。针灸对于功能性消化不良疗效好,可以改善消化不良症状、根除幽门螺杆菌、促进胃动力、缓解抑郁心境。

诊断

1. 功能性消化不良的诊断标准:参照 2006 年罗马Ⅲ委员会制定的 FD 疾病诊断标准。必须符合:①以下 1 点或 1 点以上:餐后饱胀不适;早饱;上腹痛;上腹烧灼感。②没有可以解释上述症状的器质性疾病(包括上消化道内镜下)的证据。诊断前症状出现至少 6 个月,近 3 个月症状符合以上标准。

2. 功能性消化不良的分型诊断标准:参照 2006 年罗马学术

委员会制定的 FD 亚型餐后不适综合征(PDS)和上腹痛综合征(EPS)的诊断标准。

(1) 餐后不适综合征(PDS)诊断标准：①必须符合以下 1 点或 2 点：正常进食后出现餐后饱胀不适；每周至少发生数次；早饱阻碍正常进食，每周至少发生数次。②诊断前症状出现至少 6 个月，近 3 个月症状符合以上标准。支持诊断标准：可能存在上腹胀气或餐后恶心或过度嗳气；可能同时存在 EPS。

(2) 上腹痛综合征(EPS)诊断标准：①必须符合以下所有条件：至少中等程度的上腹部疼痛或烧灼感，每周至少发生 1 次；疼痛呈间断性；疼痛非全腹性，不位于腹部其他部位或胸部；排便或排气不能缓解症状；不符合胆囊或 Oddi 括约肌功能障碍诊断标准。诊断前症状出现至少 6 个月，近 3 个月症状符合以上标准。②支持诊断标准：疼痛烧灼样，但无胸骨后痛；疼痛可由进餐诱发或缓解，但可能发生在禁食期间；可能同时存在 PDS。

验方

主穴 中脘、气海、关元、天枢、梁丘、足三里、丰隆、内关、合谷、太冲。

方义 中脘为局部选穴，梁丘、足三里、丰隆为足阳明胃经腧穴，促进胃气布散；气海、关元、天枢促进肠道气机，使胃气有所布；内关为八脉交会穴，取"公孙冲脉胃心胸，内关阴维下总同"之意；合谷、太冲调节肝气，使郁郁之肝气得以疏泄。

操作 气海针刺时施用补法，使针感放射至脐上方，局部有重胀抽动感为佳；中脘穴以长针深刺，使胃部重胀抽动，当针感向下传导时即停止，可缓缓出针；天枢、关元亦深刺之，令针感向下传导，其余穴位施以平补平泻的手法。进针后患者有酸、沉、胀、麻感，医者针下有沉紧感为得气。留针 30 min，中间行针 1 次。每周治疗 3 次，4 周为 1 个疗程。共治疗 3 个疗程。

医案

汪某,女,15岁,学生。

主诉 胃胀1年。

现病史 缘于1年前无明显诱因餐后半小时后出现胃胀,每逢课业压力大时症状尤为明显,无呕血黑便,自行摩腹后症状可缓解。就诊于社区医院,考虑"功能性消化不良",予"多潘立酮"口服后症状稍有改善。后每次发作时均口服该药物,但近期用药后症状无明显改善,遂特来陈雷主任处寻求针灸治疗。病来神志清,精神可,纳呆,夜寐一般,二便尚调,近期体重无明显变化。

查体 腹部查体未见异常。舌质淡,苔薄白,舌下脉络色红,脉弦。

诊断 胃痞病,肝脾不和证。

取穴 中脘、气海、关元、天枢(双)、梁丘(双)、足三里(双)、丰隆(双)、内关(双)、合谷(双)、太冲(双)。

操作 气海针刺时施用补法,使针感放射至脐上方,局部有重胀抽动感为佳;中脘用3寸针深刺,使胃部重胀抽动,当针感向下传导时即停止,可缓缓出针;天枢、关元亦用3寸针深刺之,令针感向下传导,其余穴位施以平补平泻的手法。留针30 min,中间行针1次。每周治疗3次。

方义 中脘为局部选穴,梁丘、足三里、丰隆为足阳明胃经腧穴,促进胃气布散;气海、关元、天枢促进肠道气机,使胃气有所布;内关为八脉交会穴,取"公孙冲脉胃心胸,内关阴维下总同"之意;合谷、太冲调节肝气,使郁郁之肝气得以疏泄。

治疗1周后,患者诉胃胀减轻,但时有腹泻,后每次治疗时,合谷、太冲二穴针刺得气后,行捻转泻法以促进肝气疏泄。治疗3周后,患者无明显胃胀不适。

按语

功能性消化不良的发病率不断上升，不仅严重影响患者的生活质量，而且造成相当高的医疗费用，已经成为现代社会一个重要的医疗保健问题。目前西医学治疗无特效药，主要是经验性治疗，以促胃肠动力为基本方法。针灸治疗本病有很好的疗效值得推广应用。针刺治疗本病宜在患者空腹时进行，至少在餐后 2 小时后进行，排空胃内容物后针刺能提高针灸疗效。精神因素和应激与本病有密切关系，因此在针灸治疗中应适当配合调神疏肝的穴位，同时应对患者进行心理治疗，减轻压力，保持心情愉快，这对于提高针灸疗效有一定意义。本病患者应建立良好的生活习惯，避免烟、酒及服用非甾体抗炎药，避免个人生活经历中会诱发症状的食物，注意根据患者不同特点进行心理治疗，如果失眠、焦虑症状严重可适当服用安神类药物。

消化性溃疡

消化性溃疡是指在各种致病因子的作用下,黏膜发生的炎症与坏死性病变,病变深达黏膜肌层,常发生于与胃酸分泌有关的消化道黏膜,其中以胃、十二指肠最常见。消化性溃疡是一种全球性多发病,在一般人口中约有 10％ 的人在其一生中某一时期,患有胃、十二指肠溃疡。本病可见于任何年龄,以 20～50 岁居多,男性多于女性,临床上十二指肠溃疡多于胃溃疡,两者之比约为 3∶1。消化性溃疡是一种具有反复发作倾向的慢性病,病程长者可达一二十年。许多患者尽管一再发作,但始终无并发症发生;也有不少患者症状较轻而不被注意,或不经药物治疗而愈。但高龄患者一旦并发大量出血,病情常较凶险,不经恰当处理,病死率可高达 30％。球后溃疡较多发生大量出血和穿孔。消化性溃疡并发幽门梗阻、大量出血者,以后再发生幽门梗阻和大量出血的机会增加。少数胃溃疡患者可发生癌变,其预后显然变差。消化性溃疡具有较高的发病率和复发率。据统计,5 年内复发率可达 50％～70％,十二指肠溃疡复发率比胃溃疡更高。一般而言,针灸疗效与溃疡的严重程度和病程长短密切相关,如果溃疡面较小,病程短,针灸疗效较好。对于严重的并发症如出血穿孔,针灸只能作为辅助手段。

诊断

采集病史,完善检查以确定病变的部位,严重程度,持续时间,发病过程,精神、劳逸及饮食的影响等,以作为本次诊断评估及制订治疗方案的重要参考。

1. 病史询问

(1)发病年龄:可见于任何年龄,以 20～50 岁居多;十二指肠溃疡多见于青壮年,胃溃疡多见于中老年。

(2)症状特点:长期反复发作的周期性节律性上腹部疼痛,应用碱性药物可缓解。

(3)社会心理因素:发病前有无心理社会因素,在长期精神紧张、精神负担过重等不良应激情况下,增加对消化性溃疡的易感性。

(4)既往史及个人史:尤其注意有无服用可导致消化性溃疡的药物,如 NSAID 和阿司匹林、糖皮质激素药物;抗肿瘤药物和抗凝药的使用也可诱发消化性溃疡病,也是上消化道出血不可忽视的原因之一。个人史方面,要注意患者有无酗酒、抽烟、不良饮食习惯或滥用药物的情况。

(5)家族史。

2. 体格检查

对患者应做全面的体格检查,与其他腹部疾病相鉴别。尤其是对消化性溃疡可能出现的急性并发症,应及时转至专科治疗,以免延误病情。

3. 实验室和其他检查

(1)内镜检查:是确诊消化性溃疡的主要方法。

(2)Hp 感染检测:对消化性溃疡应进行 Hp 感染检测。

(3)试验:血清学试验和粪便 Hp 抗原检测。

(4)X 线钡餐检查:对于不能接受内镜检查的患者可考虑进行 X 线钡餐检查,钡剂填充溃疡的凹陷部分所造成的龛影是诊断溃疡的直接征象。

（5）胃液分析。

验方

主穴 胃俞透脾俞、中脘透上脘、膈俞、足三里。

操作 ①材料:4-0号2cm可吸收性外科缝线(材质:胶原蛋白)。②定穴:2%甲紫溶液标记所取穴位,穴位标记在所取穴位下方0.5cm处(进针口)。③埋线部位皮肤常规消毒。④采用一次性使用埋线针(规格0.8mm×150mm),将4-0号2cm可吸收性外科缝线放入针头内,后接针芯,右手持针,匀力斜向下方缓慢进行至皮下约0.5~1cm深处改变持针角度,以15°继续进针,直至线体全部埋入皮下再进针0.5cm,随后左手推针芯,同时右手退针管,将线埋植在穴位的皮下组织或肌层内,棉球按压针孔片刻后结束。足三里穴针尖以40°~45°方向刺入皮肤后继续进针1.5~2cm后把针缓缓退出,将线留置在穴位中。每周埋线1次,共埋线4次。

注意:线头不可暴露在皮肤外,退针时切忌太快,以免线体被带出。用棉球压迫针孔片刻,再用创可贴敷贴创口并嘱患者防止创口感染。

医案

黄某,男,43岁,公务员。

主诉 反复上腹部疼痛6年。

现病史 缘于6年前长期应酬后出现上腹部饥饿样疼痛,空腹时明显,稍加进食后症状缓解,当时无呕血黑便,未予重视。3年前大量饮酒后突发上腹部疼痛,伴柏油色大便,急送至当地医院急诊,查电子胃镜示:十二指肠溃疡伴出血,HP(＋)。予输血、"泮托拉唑""生长抑素""抗生素"治疗后症状好转出院。出院后患者戒烟酒,规范"三联"治疗,后行C14复查示:HP(－)。近年来,患者规律口服"奥美拉唑"等药物，但情绪波动时易有空腹时上腹部饥饿感不适，C14复查示：HP(－)。今为求针灸治疗特来陈雷主任处求诊，病来患者神志清，精神可，纳差，夜寐尚可，二便调，近期体重无明显变化。

查体 剑脐连线中点压痛(＋)，上腹部叩诊呈鼓音。舌质暗，苔薄黄，舌下脉络色暗，脉弦。

诊断 胃疡病，肝气犯胃证。

治疗 取穴：胃俞(双)、脾俞(双)、中脘、上脘、膈俞(双)、肝俞(双)、足三里(双)。操作：①材料：4－0号2cm可吸收性外科缝线(材质：胶原蛋白)。②定穴：2%甲紫溶液标记所取穴位，穴位标记在所取穴位下方0.5cm处(进针口)。③埋线部位皮肤常规消毒：④采用一次性使用埋线针(规格0.8mm×150mm)，将4－0号2cm可吸收性外科缝线放入针头内，后接针芯，右手持针，匀力斜向下方缓慢进行至皮下约0.5～1cm深处改变持针角度，以15°继续进针，直至线体全部埋入皮下再进针0.5cm，随后左手推针芯，同时右手退针管，将线埋植在穴位的皮下组织或肌层内，棉球按压针孔片刻后结束。足三里穴针尖以40°～45°方向刺入皮肤后继续进针1.5～2cm后把针缓缓退出，将线留置在穴位中。每周埋线1次，共埋线4次。随访患者上腹部饥饿样疼痛较前明显减轻。

按语

消化性溃疡属于典型的心身疾病范畴，心理-社会因素对发病起着重要作用，因此，乐观的情绪、规律的生活、避免过度紧张与劳累，无论在本病的发作期或缓解期均很重要。当溃疡活动期，症状较重时，卧床休息几天乃至1～2周。饮食对本病的针灸疗效有重要影响，患者应细嚼慢咽，避免急食，咀嚼可增加唾液分泌，后者能稀释和中和胃酸，并可能具有提高黏膜屏障作用；有规律地定时进食，以维持正常消化活动的节律；在急性活动期，应戒烟酒，并避免咖啡、浓茶、浓肉汤和辣椒、酸醋等刺激性调味品或辛辣的饮料,以及损伤胃黏膜的药物;饮食不过饱,以防止胃窦部的过度扩张而增加胃泌素的分泌。避免应用可导致溃疡的药物等,这些都对提高和巩固针灸疗效有重要意义。

肠易激综合征

肠易激综合征(IBS)是临床常见的胃肠功能性疾病,是一组包括腹痛、腹胀伴随排便习惯改变(如腹泻、便秘),粪便性状异常(如稀便、黏液便、硬便)等临床表现的症候群,持续存在或间歇发作,为消化科的常见病和多发病,其临床症状表现具有多变性和反复性,且有较大的个体差异。依据最新的诊断标准,可将其分为四个亚型:便秘型、腹泻型、混合型、不确定型。在西方国家以便秘为主型较常见,在我国则以腹泻为主型较常见。近十几年来,随着生活水平的提高,饮食结构、生活习惯的改变,环境的变化,本病就诊人数呈逐年增加趋势。作为中医药治疗的优势病种之一,中医治疗IBS具有较好的疗效。其治疗难点在于如何在改善单项症状如腹痛、腹泻或便秘的同时达到长期症状的改善,而许多患者除了肠道症状外,往往伴有精神症状,如焦虑、抑郁、躯体化障碍等。中医针灸疗法调节机体的作用具有整体性,可弥补现代医学对IBS重叠症状及焦虑抑郁障碍等伴随症状的治疗方案的不足,减少长期服用各类药物的不良反应,对IBS的改善机制涉及多环节、多层次、多靶点,具有较好的治疗效果。

诊断

1. 排除器质性疾病及代谢异常。

2. 表现为反复发作的腹痛,最近3个月内每周至少发作1天,伴有以下2项或以上:①与排便有关;②发作时伴有排便频率改变;③发作时伴有粪便性状(外观)改变。诊断前症状出现至少6个月,近3个月持续存在。

根据患者的主要异常排便习惯,可分为4个亚型,即便秘型、腹泻型、混合型、不定型。

验方

1. 泄泻型

主穴 足三里、天枢、三阴交。

配穴 脾俞、章门、肾俞、命门、关元、公孙、肝俞、行间。

操作 患者仰卧位,穴位局部常规消毒,选用0.25 mm×40 mm一次性针灸针,足三里、天枢、三阴交、关元、公孙、行间常规针刺,以患者局部酸胀感即停止捻转,留针20 min,起针后取俯卧位,背部俞穴常规针刺,注意针刺不可过深,足三里可加用温针灸,脾俞、肾俞可加用隔物灸。

方义 本病病位在大肠,故取大肠的募穴天枢、背俞穴大肠俞,可调理肠腑而止泻;三阴交健脾利湿,兼以调理肝肾;脾俞可健脾利湿;章门为脾之募穴,与脾俞合用可加强利湿止泻;肾俞、关元、命门可补益肾阳;公孙可理气健脾;肝俞、行间可理气解郁。

2. 便秘型

主穴 大肠俞、天枢、支沟、上巨虚。

配穴 合谷、曲池、中脘、行间、神阙。

操作 患者取仰卧位,穴位局部常规消毒,选用0.25 mm×40 mm一次性针灸针,天枢、支沟、丰隆直刺25 mm至30 mm,留针20 min,再取俯卧位,大肠俞常规针刺,余穴根据辨证进行加减。

方义 与以上相同,天枢、大肠俞分别为大肠之募穴、背俞穴,属俞募配穴法,支沟可"增液承舟",为治疗便秘之效穴,上巨虚为大肠下合穴,可治疗便秘、合谷、曲池,可通腑气助便排出,中脘、行间可理气导滞,神阙温补阳气。

医案

范某,男,32岁,职员。

主诉 腹泻10年余。

现病史 缘于10余年前每逢情绪紧张时出现腹痛腹泻,腹部冷痛,粪质稀薄,严重时排便3次/日,持续2~3日后症状自行缓解,一段时间后情绪紧张时上述症状再发。就诊于多家医院,考虑"肠易激综合征",建议放松心情,发病时口服"蒙脱石散、黄连素"等药物对症处理。现患者为求针灸治疗特来陈雷主任处就诊。病来神志清,精神可,纳可,夜寐一般,小便正常,发病时大便一日2~3次,粪质稀薄。

查体 腹部查体未见异常。舌质淡,苔白滑,舌下脉络色淡,脉细。

诊断 泄泻病,脾胃虚弱证。

取穴 大肠俞(双)、天枢(双)、支沟(双)、丰隆(双)、神阙。

操作 天枢、支沟、丰隆常规针刺,得气后行捻转补法,留针30 min,中间行针1次;神阙用隔姜灸,灸3壮;然后取俯卧位,大肠俞用隔姜灸,灸3壮。

方义 大肠俞、神阙用灸法,温补下元之阳气,升阳止泻;天枢、支沟、丰隆三穴合用可疏通胃肠之气机。

治疗2周后,患者诉腹部冷痛减轻,发病时大便质地较前硬实。后嘱患者每日睡前用热水袋热敷腹部15 min,并做逆时针摩腹5次。治疗1个月后,患者诉情绪紧张时仅有腹部肠鸣音,腹泻次数减少。治疗2个月后,患者基本痊愈。

按语

根据IBS主要临床表现,以腹痛、腹部不适为主症者,应属于

"腹痛"范畴,以大便粪质清稀为主症者,应属于"泄泻"范畴,以排便困难、粪便干结为主症者,应属于"便秘"范畴。其发病基础多为先天禀赋不足和(或)后天失养,情志失调、饮食不节、感受外邪等是主要的发病诱因。其病位在肠,主要涉及肝、脾(胃)、肾等脏腑,与肺、心亦有一定的关系。陈雷主任认为,此病以湿为中心,以肝气郁结而贯穿始终,气机失调为标,而脾肾阳虚为本。在整个发病过程中,肝失疏泄,脾失健运,脾肾阳气失于温煦,最终导致病机转归由实转虚,虚实夹杂。针灸治疗本病可以调节胃肠蠕动和改善胃肠道炎症及内脏高敏感性,并且对脑-肠轴以及肠神经丛、免疫调节等均有一定的调节作用,对 IBS 的改善机制涉及多环节、多层次、多靶点,尤其以其"调神"的作用优势,对除了肠道症状外的焦虑、抑郁、躯体化障碍等精神症状有很好的调节作用,可以显著改善患者的生活质量。

一般而言,非明显的器质性疾病所致者,针灸疗效优于器质性疾病所引起者。环境刺激和精神情绪常导致本病的发生。本病有精神疾病史都约占半数,在本病发生和症状恶化时,常可找到精神受刺激或情绪波动的因素存在,由环境因素和精神情绪所促发者,针灸疗效最好。某些食物常导致本病发生,通过戒除这些食物的摄入,针灸也可取得非常好的疗效。IBS 有明显家族集聚倾向,约33%的患者有家族史,而且每一家族中 IBS 患者的临床表现雷同,如以腹泻为主(肠运动亢进型)和以便秘为主(肠运动缓慢型)者以女性 O 型血为多,因此遗传因素所致者针灸疗效最差。而病程越久,肠道运动和分泌功能紊乱的异常规律较顽固,针灸治疗需要较长的时间,因此应及时治疗,病程越短疗效越好。

现代研究证明,针灸对肠道功能紊乱有良性双向调节作用,既能使运动亢进而处于痉挛状态的肠平滑肌舒张,也能使运动过缓收缩无力的肠平滑肌收缩加强,且作用快、后效应时间长,很适合用于以肠运动功能障碍为主要病理的 IBS 的治疗。胃肠激素分泌失调、免疫功能紊乱及内脏高敏感性等密切相关,针灸具有多途径的调节作用,可调节胃肠激素分泌、免疫功能等,从而有利于本病的康复。本病一般会持续终生，虽然可通过治疗轻微控制症状，但治疗一般是混合的。轻型患者预后良好，饮食调整也有重要的作用。某些食物如咖啡、乳果糖、脂肪食物、酒类和豆类等，如食后症状加重应予避免。中型患者的治疗，除轻型患者的治疗外，发作时还需配合药物治疗。重型患者常否认自己有病，或是频繁地找胃肠学家会诊，传统的心理治疗或直接作用于肠道的药物对于这类患者来说往往无效，需要医师给予特殊的方法和对精神起作用的药物来治疗。目前，西药治疗该病的效果并不理想，副反应较大，患者服药的依从性也较低，多数趋向于中医针灸治疗，大量的临床也证明，针灸对 IBS 有较好的治疗效果。

功能性便秘

便秘主要是指粪便干结、排便困难或不尽感以及排便次数减少等,慢性便秘指病程至少在 6 个月以上。随着饮食结构的改变、精神心理和社会因素的影响,便秘发病率逐渐上升,严重影响人们的生活质量。我国成人慢性便秘患病率为 4%~6%,并随年龄增长而升高,60 岁以上人群慢性便秘患病率可高达 22%。女性患病率高于男性,男女患病率之比为 1∶1.22~1∶1.56,与工作压力、精神心理因素(如焦虑、抑郁及不良生活事件等)有关。女性、BMI、文化程度低、生活在人口密集区者更易发生便秘。低纤维素食物、液体摄入减少可增加慢性便秘发生的可能性,滥用泻药可加重便秘。针灸治疗功能性便秘有较好效果,对低张力肠管有兴奋效应,可促进肠管的运动。针刺可改善排便状态,增加排便量及减少残便感,应用针灸治疗可达到临床治愈的目的。慢传输型、出口梗阻型以及盆底迟缓型便秘多由结肠动力以及肛门直肠动力障碍造成,针灸治疗疗效较好,但需要配合其他疗法以尽早恢复自主排便,改善便秘的临床症状,恢复规律正常的排便次数。

诊断

有关便秘的症状及病程、胃肠道症状、伴随症状和疾病以及用药情况等常能提供十分重要的信息。要点:①有无报警症状(如便血、贫血消瘦、发热、黑便、腹痛等);②便秘症状特点(便次、便意、是否困难或不畅以及粪便的性状）；③伴随的胃肠道症状；④和病因有关的病史，如胃肠道解剖结构异常或系统疾病以及药物引起的便秘，精神、心理状态及社会因素。

功能性便秘的诊断首先应排除器质性疾病和药物因素导致的便秘，符合罗马Ⅲ标准中功能性便秘的诊断标准。①必须符合功能性便秘的诊断标准；②在反复尝试排便过程中，至少包括以下3项中的2项：球囊逼出试验或影像学检查证实有排出功能减弱，压力测定、影像学或肌电图检查证实盆底肌肉（如肛门括约肌或耻骨直肠肌）不协调性收缩或括约肌基础静息压松弛率<20％，压力测定或影像学检查证实排便时直肠推进力不足。IBS-C也属于功能性疾病引起的便秘，其诊断需符合IBS的诊断标准和分型标准。

功能型便秘分型和分级根据便秘发病的病理生理基础可分为慢传输型便秘、排便困难型（即出口梗阻型）便秘、混合型便秘、继发于系统性疾病的便秘以及药物不良反应导致的药源性便秘。

（1）慢传输型便秘：常有排便次数减少，少便意，粪质坚硬，因而排便困难；直肠指检时无粪便或触及坚硬的粪便，而肛门外括约肌的缩肛和用力排便功能正常；全胃肠或结肠通过时间延长；缺乏出口梗阻型便秘的证据，如气囊排出试验正常，肛门直肠测压显示正常。

（2）出口梗阻型便秘：排便费力、不尽感或下坠感、排便量少，有便意或缺乏便意；肛门直肠指检时直肠内存有不少泥样粪便，用力排便时肛门外括约肌呈矛盾性收缩；全胃肠或结肠通过时间显示正常，多数标志物可潴留在直肠；肛门直肠测压显示用力排便时肛门外括约肌呈矛盾性收缩或直肠壁的感觉阈值异常。

（3）混合型便秘：具备（1）和（2）的特点。

（4）盆底排便障碍：除了符合以上功能性便秘的罗马Ⅲ诊断标准之外，还需符合以下几点，即：①必须要有肛门直肠测压、肌电图或X线检查的证据，表明在反复做排便动作时，盆底肌群不合适的收缩或不能放松；②用力排便直肠能出现足够的推进性收缩；

③有粪便排出不畅的证据。

（5）继发于系统性疾病的便秘：多数属于慢传输型便秘。

验方

主穴 第1组：天枢、气海、上巨虚、足三里、百会。

第2组：中髎、下髎、大肠俞、肾俞、脾俞、神道、次髎、百会、承山。

方义 第1组：天枢、气海局部选穴，上巨虚为大肠下合穴，足三里为胃合穴、下合穴，又为"四总穴""肚腹三里留"，共同调节胃肠腑气；百会为"诸阳之会"，"下病上取"调畅经气。

第2组：中髎、下髎、次髎为"八髎穴"，清泻肠道积热；大肠俞、肾俞、脾俞清胃肠实热又滋阴润燥；神道、百会通督脉经气，承山通膀胱经经气，促进胃肠经气调畅。

操作 两组穴位轮流交替使用。天枢、大肠俞直刺2～2.5寸，得气后施平补平泻法；气海、肾俞直刺1.5寸，脾俞直刺0.5～1寸，得气后施补法；上巨虚、足三里直刺1～1.5寸，得气后施平补平泻法。中髎、下髎穴刺入髎后孔2.5寸，强刺激，使针感放射至肛门。百会、神道用低频率、小角度、小幅度、均匀提插捻转，使患者产生柔和、舒适、持久的针感；每穴操作2～3分钟，每周治疗3～4次，每疗程4～6周。

医案

林某，女，44岁，自由职业者。

主诉 排便次数减少10余年。

现病史 缘于10余年前无明显诱因出现排便次数减少，平均3～4日排便一次，粪质较干硬，伴明显口臭。自行使用"开塞露""肠清茶"等药或食物后症状有所改善。近年来排便周期进一步延长，平均5～7日排便一次，伴口臭、急躁易怒等症状，使用"开塞露"等药物均无效。今患者为求针灸治疗特来陈雷主任处求诊。病来神志清，精神可，纳可，夜寐一般，小便频，大便 5～7 日一行，粪质干结。

查体 腹部触诊无异常。舌质暗红，苔黄，舌下脉络色暗，脉弦。

诊断 便秘病，胃肠积热证。

治疗 第 1 组取穴：天枢（双）、气海、上巨虚（双）、足三里（双）、百会；第 2 组取穴：中髎（双）、下髎（双）、大肠俞（双）、肾俞（双）、脾俞（双）、神道、次髎（双）、百会、承山（双）。操作：两组穴位轮流交替使用。天枢、大肠俞直刺 2～2.5 寸，得气后施平补平泻法；气海、肾俞直刺 1.5 寸，脾俞直刺 0.5～1 寸，得气后施补法；上巨虚、足三里直刺 1～1.5 寸，得气后施平补平泻法。中髎、下髎穴刺入髎后孔 2.5 寸，强刺激，使针感放射至肛门。百会、神道用低频率、小角度、小幅度、均匀提插捻转，使患者产生柔和、舒适、持久的针感；每穴操作 2 分钟，每周治疗 3 次，每次留针 30 min。

治疗 1 周后，患者 3 天左右会有便意，但无法顺利排便或仅可排出少量干结小粪球。后每次治疗时，于气海、肾俞、脾俞行捻转补法 2 min 以滋阴润肠。治疗 3 周后，患者可 3～5 天排便一次，粪质较前稍软。嘱患者多进食高纤维蔬菜、适度食用坚果，每日定时排便，并每日早晚各做顺时针揉腹一次。治疗 2 月后，患者可每 3 日排便一次，粪质基本正常。

按语

功能性便秘只要注意饮食和规律排便，采用保守疗法，预后良好。经多次治疗无效者，应查明病因，如属器质性便秘，应对原发病进行治疗。便秘严重影响人们的生活质量，针灸治疗便秘有较好效果，对低张力肠管有兴奋效应，可促进肠管的运动。针刺可改善排便状态，增加排便量及减少残便感。患者应养成每日定时排便的习惯，每天早晨起床后立即行排便训练 5 分钟，或每天饭后立即行排便训练 5 分钟；每天进行腹部顺时针按摩 30～40 次。进行身体锻炼，多食粗纤维食物，如韭菜、芹菜、大白菜和粗粮等，多饮水，必要时可以使用开塞露、洗肠等方法，但是不可以长期使用泻药和任何含有泻药成分的药物。

放化疗后消化道不良反应

　　肿瘤放化疗治疗后最常见的消化道不良反应是恶心、呕吐。呕吐可使患者抵抗力下降,体内电解质、酸碱平衡紊乱,影响治疗效果,加剧患者恐惧心理,甚至中断治疗。铂类药物是最常用的抗癌化疗药物,其消化道不良反应临床上几乎不可避免。不良反应与疗效呈剂量相关,增大药物剂量和强度可以提高疗效,但毒性及不良反应亦随之加重,故化疗能否顺利进行很大程度上取决于如何平衡疗效与毒性间的关系。化疗导致的严重消化道不良反应可使肺癌患者无法耐受而放弃化疗治疗,所以最大程度降低消化道不良反应,同时最大限度减轻患者经济负担是肿瘤患者能否坚持化疗的关键。临床上 70%～80% 的患者在接受化疗后,会出现恶心、呕吐等消化道症状,严重影响了患者生活质量和治疗效果。针灸在缓解放化疗后消化道不良反应方面有较好疗效,可作为主要治疗方法,但此种患者一般体质较弱,临床上配合药物是必要的,因此,以针灸为主配合药物治疗的综合方案是符合临床实际情况的。尽管这种治疗是一种症状性治疗,对肿瘤本身治疗没有实质意义,但在这种情况下,针灸针对的不是肿瘤本身,而是放化疗后的副反应,预防消化道不良反应的发生,或者缓解症状,将呕吐反应降到最低程度,提高患者的生活质量。

诊断

　　采集病史,对患者个体差异和化疗方案的致吐可能进行评估,了解呕吐对患者生活质量的影响程度,以及与精神心理、体能耐受力、睡眠饮食的相关性等,以作为本次诊断评估及制订治疗方案的重要参考。

放化疗后消化道不良反应的诊断分类与分级标准如下。

1. 通常根据呕吐出现的时间分为 3 类:①给予化疗药物后 24 小时内的急性恶心、呕吐;②24 小时后出现的延迟性恶心、呕吐;③化疗前出现的预期性恶心、呕吐。

2. 化疗后消化道不良反应的 WHO 分级诊断标准:①0 级:无恶心、呕吐;②Ⅰ级:恶心,不影响进食;③Ⅱ级:一过性呕吐,影响进食及正常生活,可控制;④Ⅲ级:频繁恶心、呕吐、难以忍受,需治疗;⑤Ⅳ级:顽固性恶心、呕吐、难以控制。

验方

主穴 神阙、中脘、内关、足三里、三阴交。

方义 中脘为胃募穴,内关为"八脉交会穴",取"公孙冲脉胃心胸,内关阴维下总同"之意,足三里为胃合穴、下合穴,又是"四总穴","肚腹三里留",三穴合用使胃气下行;神阙补益元气,三阴交化生气血,攻补兼施。

操作 从化疗前 1 天开始,双侧足三里、三阴交用 0.30 mm×40 mm 毫针垂直进针,刺入 2.5~3 cm,行小幅度的捻转补法,行针 3 min,使患者出现酸胀感且针感向足趾放射。两穴接电针,使用疏密波,强度以患者耐受为度;留针 30 min。余穴采用温和悬灸法,以患者能耐受局部皮肤红晕为度,每个穴各灸 10 min,灸毕各穴位轻轻按 3~5 min,每周 3 次,1 周为 1 个疗程。

医案

宋某,男,71 岁,退休人员。

主诉 结肠癌术后 3 年,化疗 3 天,恶心呕吐 3 天。

现病史 缘于 3 年前无明显诱因出现排便不畅，便中带血，偶有右下腹疼痛，无黑便，就诊于当地医院查肠镜提示：结肠癌。行手术治疗，术后病理提示：高分化腺癌，淋巴结 6/20，术后行 Folfox 方案化疗 6 周期。治疗后患者症状好转出院。1 周前，患者无明显诱因再发腹痛，查 PET/CT 示：肺转移。3 天前开始行"顺铂＋卡瑞丽珠单抗"治疗，化疗后患者即出现恶心、呕吐、厌食等症状，行"泮托拉唑＋益生菌"治疗，效果不明显。现患者为求针灸治疗特来陈雷主任处求诊。病来患者神志清，精神软，纳差，夜寐欠安，小便正常，大便 3 日未解，近 1 个月体重减轻约 3 kg。

查体 舌质暗，苔白腻，舌下脉络色暗，脉涩。

诊断 癌病，痰瘀互结证。

治疗 取穴：神阙、中脘、内关（双）、足三里（双）、三阴交（双）。操作：足三里、三阴交常规针刺，得气后行小幅度的捻转补法，行针 3 min，使患者出现酸胀感且针感向足趾放射，两穴接电针，使用疏密波，强度以患者耐受为度，留针 30 min。余穴采用温和悬灸法，以患者能耐受局部皮肤红晕为度，每个穴各灸 10 min，灸毕各穴位轻轻按 3～5 min，每日 1 次。

针灸 1 天后患者诉无呕吐再发；针灸 3 天后患者诉恶心较前明显好转，可少量多餐清淡饮食；针灸 5 天后直至化疗周期结束，患者诉无明显恶心呕吐。

按语

针灸治疗恶心呕吐是通过对自主神经兴奋的调节，进而调整胃肠运动状态而发挥作用的。呕吐发生的传入冲动只要通过自主神经系统，无论是交感神经还是副交感神经，皆有异常兴奋症状。大量研究表明，针灸对机体自主神经功能具有双向调节的作用，对恶心呕吐的治疗也是通过抑制异常兴奋的自主神经功能状态而实现的，针灸刺激穴位区的感受器和传入神经，引起的神经冲动沿着脊髓传至呕吐中枢，抑制了呕吐中枢的异常放电，再通过传出神经对呕吐过程进行调节。亦可直接循血液传入中枢神经系统的呕吐中枢,通过迷走神经、交感神经、膈神经及支配咽喉的脊神经引起恶心、呕吐。此外,针灸可以调节胃肠道功能和保护胃黏膜,降低药物对胃的毒性刺激作用,缓解胃部不适症状。

小儿疳积

　　小儿疳积是儿科常见病和多发病,临床以形体消瘦、面黄发枯、饮食异常、生长迟缓为特征。中医根据病情严重程度又将其分为疳气、疳积和干疳3类,其中轻度为疳气,中度为疳积,重度为干疳。相当于西医的蛋白质-能量营养不良及多种维生素缺乏症,以及由此引起的并发症。蛋白质-能量营养不良(PEM)是由于各种原因导致能量和(或)蛋白质缺乏的一种营养缺乏症,常伴有各种器官功能紊乱和其他营养缺乏,主要见于3岁以下婴幼儿,一般分为消瘦型、水肿型和消瘦-水肿型。就全世界范围而言,PEM仍是5岁以下儿童发病的主要病因之一,而严重PEM是其死亡的首要原因。我国严重PEM已经明显减少,但轻、中度PEM仍然存在。针刺能促进消化道的功能,使胃肠平滑肌运动活跃,蠕动增强,加速胃肠蠕动及排空时间,增强多种消化酶的活性,使胰蛋白酶、淀粉酶、脂肪酶分泌增加,胃液分泌加强,改善血清钙、磷代谢,促进小肠的吸收等,针灸还具有调节内分泌、免疫功能的作用,增加患儿的抵抗力,整体上增强体质,这些综合作用有助于患儿的正常发育与成长。

诊断

　　根据小儿的年龄、喂养情况、体重下降、皮下脂肪减少、全身各系统功能紊乱及其他营养素缺乏的症状体征,典型病例诊断并不困难,常伴有营养性贫血、小细胞性贫血、微量营养素缺乏、感染、自发性低血糖等并发症。但轻症患儿易被忽略,需通过定期生长监测、随访才能发现,确诊后还需进一步做出病因诊断,原发性见于长期蛋白质、热能摄入不足,常见于缺乏喂养知识,喂食过少,不添加辅助食品,母乳不足,早产儿先天不足;继发性见于慢性胃炎、肠炎、消化不良、腹泻等原因使营养素消化吸收障碍,或由于长期发热、慢性消耗性疾病而营养素未能及时补充,或长期患有妨碍进食或食欲不振的疾病等。

验方

主穴 四缝、华佗夹脊。

方义 四缝为化积消疳之要穴,消除积滞;华佗夹脊为补虚要穴,补益脾胃之气,脾气健则疳积消。

操作 三棱针点刺,深度约 0.5 分,挤出少许淡黄色或透明黏液,或者少许血液即可,再同法刺对侧穴位。

捏脊疗法 患儿俯卧,从长强穴开始,两食指抵于背脊之上,再以两手拇指伸向食指前方,合力夹起肌肉并提起,而后食指向前,拇指向后做翻卷动作,两手同时沿脊柱中线缓缓向前移动,一直捏到大椎,反复 5 遍,但捏第 3 遍时,每捏 3 次,将皮肤提起 1次。每周治疗 1~2 次。

医案

胡某,男,4 岁,学龄前儿童。

主诉 厌食消瘦 3 月。

现病史 缘于 3 月前无明显诱因出现厌食,体重逐渐减轻,伴腹胀、易怒。就诊于妇女儿童医院,考虑"消化不良",予益生菌治疗后症状缓解不明显。今患儿家属特来陈雷主任处求诊。病来神志清,精神可,纳差,夜寐欠安,小便黄,大便干结,2~3 日一行。

查体 身高:91 cm,体重:13 kg。腹部叩诊呈鼓音,舌质红,苔黄腻,脉滑数。

诊断 疳气,积滞伤脾证。

针灸治疗 取穴:四缝(双)。

操作:三棱针点刺,深度约 0.5 分,挤出少许淡黄色或透明黏液,或者少许血液即可,再同法刺对侧穴位。每周 1 次。

捏脊 取穴:华佗夹脊。

操作:患儿俯卧,从长强穴开始,两食指抵于背脊之上,再以两手拇指伸向食指前方,合力夹起肌肉提起,而后食指向前,拇指向后做翻卷动作,两手同时沿脊柱中线缓缓向前移动,一直捏到大椎,反复 5 遍,但捏第 3 遍时,每捏 3 次,将皮肤提起 1 次。每周治疗 3 次。

治疗 1 次后,患儿当日中午即进食一碗米饭,当日傍晚排出大量黏稠大便,气味臭秽,当日睡眠 10 h。治疗 1 周后,患儿三餐食量明显增加,1～2 日排便一次,粪质稍干,每日睡眠 8～9 h。治疗 2 周后,患儿三餐食量基本正常,1～2 日排便一次,粪质稍干,每日睡眠 8～10 h,体重增加 1 kg。治疗 1 月后,患儿三餐正常,无腹胀,每日正常排便,每日睡眠 10 h,体重增加 2 kg。

按语

中医上将本病划分为疳气、疳积和干疳,是根据患儿的整体体质和营养状况划分的。因此,针灸治疗疳气疗效优于疳积,疳积疗效优于干疳,而干疳疗效较差。疳症比厌食症和消化不良病情要重,从临床看必须应用四缝穴点刺或挑刺,这是提高针灸疗效的关键之一。在治疗的同时,父母的配合、患儿良好情绪、良好的饮食习惯、合理的饮食结构都是影响针灸疗效的重要因素。

胃肠道功能紊乱

胃肠道功能紊乱,是一组胃肠综合征的总称,系由高级神经功能紊乱所引起的胃肠功能障碍,同时伴有多种全身性的精神症状,临床上不能发现明显的器质性病变,另外也不包括其他系统疾病引起的胃肠道功能紊乱。本病多见于青壮年,起病缓慢,且病程长,发病呈持续性或反复发作。有研究认为,胃肠道功能紊乱患者存在明显的焦虑、抑郁情绪,这些不良的情绪可能是胃肠道功能紊乱发生的背景。胃肠道功能紊乱患者中,女性患病率为 75%,男性患病率为 25%,女性患病率明显高于男性,在育龄期妇女产后 1～2 年和绝经期多见。有明显的精神因素障碍者可占到所有患者的 96.5%。本病属于胃肠功能紊乱性疾病,没有器质性病变,本病的针灸治疗效果较好,可以改善消化道症状,降低复发率,提高生活质量。

诊断

胃肠道功能紊乱具有临床四大特性表现或慢性上腹部疼痛、饱胀、胃灼热、反酸、嗳气、恶心或呕吐等症状,有神经或情感等促发因素,纤维内镜检查正常或无组织学炎症;实验室 B 超及 X 线检查等排除肝、胆、胰器质性病变。

验方

主穴 脐周四穴、中脘、足三里、太冲、神门。

配穴 肝气郁结,加阳陵泉、内关、期门;气郁化火,加三阴交、太溪、膻中;痰气交阻,加丰隆、气海、三阴交、公孙;脾胃虚弱,加脾俞、胃俞、隐白、章门。

方义 脐周四穴、中脘为局部选穴,足三里为胃经合穴、下合穴,又为"四总穴""肚腹三里留",内关为"八脉交会穴",取"公孙冲脉胃心胸,内关阴维下总同"之意,合用疏理胃肠经气以和胃止泻;太冲、阳陵泉、期门疏肝理气,防止肝气横逆犯脾;神门宁心安神,调畅情志。

操作 脐周针刺法以脐为中心,脐周上下左右旁 0.5 寸各取1穴,共 4 穴,针尖稍斜向脐刺入 1～1.5 寸,余穴常规针刺法进针,提插、捻转施手法得气,每次留针 30 min,每日 1 次,10 天为 1个疗程。中间休息 1 天,继续下一疗程。一般连续治疗 2～3 个疗程。

医案

古某,女,33 岁,公务员。

主诉 胃胀、腹泻 1 年余。

现病史 缘于 1 年前无明显诱因出现胃胀、厌食、腹泻,情绪紧张时症状较为严重,伴焦虑、失眠。查电子胃镜示:慢性萎缩性胃炎。予"瑞巴派特＋益生菌"治疗,症状稍有缓解。内科医生建议其口服抗焦虑药物进一步治疗,患者拒绝,遂来陈雷主任门诊寻求针灸治疗。病来神志清,精神可,纳差,夜寐欠安,小便正常,大便质稀,约 2 次/日。

查体 舌质淡,苔薄白,舌下脉络色红,脉弦。

诊断 郁病,肝郁脾虚证。

治疗 取穴:脐周四穴、中脘、足三里(双)、太冲(双)、神门(双)、阳陵泉(双)、内关(双)、期门(双)。操作:脐周针刺法以脐为中心,脐周上下左右旁 0.5 寸各取 1 穴,共 4 穴,针尖稍斜向脐刺入 1～1.5 寸,余穴常规针刺法进针,提插、捻转施手法得气,每次留针 30 min。每周 3 次。

治疗 1 周后,患者诉胃胀好转,大便基本正常,情绪紧张时仍有明显便意。治疗第 2 周时加用"痛泻要方合逍遥散",以增强"补脾柔肝"之效,具体方药如下:白芍 12 g,白术 15 g,陈皮 6 g,防风 3 g,茯苓 15 g,当归 3 g,柴胡 3 g,薄荷 3 g,大枣 3 枚,炙甘草 3 g。针灸＋用药 1 周后患者诉无明显腹泻,偶有胃胀。随后 2 周继续当前方案,治疗 4 周后患者诉无胃胀,大便基本正常。

按语

本病多见于青壮年,起病缓慢,且病程长,发病呈持续性或反复发作,病程短针灸作用相对较好。而且患者存在明显的焦虑、抑郁情绪,这些不良的情绪可能是胃肠道功能紊乱发生的背景。对一些情绪因素较强的患者适当辅以心理治疗。研究表明,针刺足三里可使胃动力障碍患者的胃电图不规则波明显减少,胃动频率紊乱趋于正常。针灸具有双向调节作用,对副交感神经兴奋所致的肠运动亢进均为抑制作用,对交感神经兴奋所致的肠运动减弱均为兴奋作用。本病只限于功能紊乱,未造成器质性损害,经早期积极调治多可完全恢复。在治疗的同时要树立患者的信心,使患者充分认识到心理因素可以导致疾病,并了解自身存在的心理缺陷。使其心情保持舒畅乐观,对本症的治疗和康复可起到有益的作用。

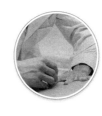

第三章 神经系统疾病

周围性面神经麻痹

周围性面神经麻痹是因病毒感染、炎性反应等导致局部神经营养血管痉挛，神经缺血、水肿引起神经损伤而出现面肌瘫痪。其主要表现为患侧面部表情肌瘫痪，额纹变浅或消失，不能皱额蹙眉，眼睑闭合无力，眼裂扩大，鼻唇沟变浅，口角下垂，露齿时口角歪向健侧，鼓气、吹口哨漏气，食物易滞留患侧齿龈，可伴有患侧耳后持续性疼痛和乳突部压痛。此外，鼓索以上面神经病变可出现同侧舌前 2/3 味觉消失；镫骨肌神经以上部位受损则同时有舌前 2/3 味觉消失及听觉过敏；膝状神经节受累时，除以上表现外还有患侧乳突部疼痛，耳郭、外耳道感觉减退和外耳道、鼓膜疱疹，即 Ramsay-Hunt 综合征。本病发病率为 (11.5～53.3)/10 万人年，对患者身心健康损害较大，严重降低了患者生活质量。目前，关于周围性面神经麻痹的治疗，主要以减轻面神经水肿，缓解神经受压，改善局部血液循环，促进神经功能恢复，包括药物疗法，物理疗法及手术疗法。既有研究表明，针灸疗法在治疗周围性面神经麻痹上具有确切疗效，显示出独特的优势，与其他疗法有机结合，可进一步提升治疗效果，促进患者疾病康复，降低面神经麻痹后遗症影响。

诊断

1. 急性起病，通常 3 天左右达到高峰。
2. 任何年龄、季节均可发病，多见于 20～40 岁，男性多于女性。

3. 单侧周围性面瘫，伴或不伴耳后疼痛、舌前味觉减退、听觉过敏、泪液或唾液分泌异常。

4. 排除继发原因。

验方

主穴 阳白（患侧）、四白（患侧）、颧髎（患侧）、颊车（患侧）、地仓（患侧）、翳风（患侧）、合谷（双侧）。

配穴 风池（双侧）、曲池（双侧）、外关（双侧）、足三里（双侧）、攒竹（患侧）、丝竹空（患侧）、迎香（患侧）、风府、水沟、承浆、廉泉等。

方义 面部腧穴可疏调局部经筋气血，活血通络；面口合谷收，合谷为循经取穴，与近部腧穴翳风相配，祛风通络。风池、风府、外关、曲池、足三里为辨证论治；攒竹、丝竹空、迎香、水沟、承浆、廉泉为局部取穴，根据临床实际，随症加减。诸穴相配，共奏疏调经筋，祛风通络之功。

操作 主穴每次必选，配穴根据不同证型及表现随证变化，风寒型加风池、风府；风热型加曲池、外关；气血不足型加足三里；抬眉、闭眼困难加攒竹、丝竹空；鼻唇沟平坦加迎香；人中沟歪加水沟；颏唇沟歪加承浆；舌麻味觉减退加廉泉等。患者取仰卧位，75%乙醇擦拭消毒，选用 0.3 mm×40 mm 毫针。本病需分期论治：急性期、稳定期以浅刺多捻法为主，采用单手快速进针，进针手法为轻刺、浅刺为主，每穴进针 1 mm，得气后，捻转 200 次，频率 200 次/分，幅度<180°，不留针；合谷、曲池直刺，深度为 25 mm，风池采用向鼻尖斜刺，深度为 20 mm，进针得气后均用平补平泻法操作，留针 30 min；恢复期诸穴以平补平泻为主，多透刺，攒竹和丝竹空、地仓和翳风加用电针，前期以疏密波为主，后期改用疏波，电针强度以局部肌肉呈节律性收缩，患者能接受和耐受为宜，留针 30 min；后遗症期肌肉松弛、萎缩者深刺足三里，得气后行捻转补

法,余操作同恢复期;面肌痉挛、抽搐者面部腧穴以浅刺多捻法为主,加刺太冲,得气后行捻转泻法,留针30 min。每周三次,10 次 1 疗程。

医案

胡某,女,30 岁,职员,2020 年 11 月 28 日初诊。

主诉　左侧口眼㖞斜 5 天。

现病史　患者 5 天前因受寒后出现左侧口眼㖞斜,口角向右侧歪斜,左侧抬眉不能,眼睑闭合不全,耸鼻欠佳,鼓腮漏气,耳后疼痛,进食后有食物残留,味觉减退,无耳鸣耳聋。遂于某市级医院神经内科就诊,查头颅 CT:未见明显异常,诊断为"周围性面神经麻痹",予激素、抗病毒及营养神经等治疗后未见明显改善,故慕名前来寻陈雷主任诊治。胃纳可,二便调,舌淡苔白,脉浮。

查体　左侧额纹消失,眼睑闭合不全,鼻唇沟较右侧变浅,耳后压痛(＋),鼓腮、示齿试验(＋)。

治疗　采用上述验方,每周治疗 3 次。取患侧攒竹、丝竹空、阳白、四白、迎香、颊车、地仓、翳风、水沟及双侧风池、合谷。从第二次治疗开始,加用电针,连接攒竹和丝竹空,地仓和翳风,以患者舒适为度。同时配合醋酸泼尼松抗炎、阿昔洛韦抗病毒、甲钴胺及维生素 B_1 营养神经等常规治疗,嘱其治疗期间,避风寒,注意休息,忌烟酒及辛辣刺激之物。15 次后基本痊愈。

按语

祖国医学中无"周围型面神经麻痹"的称谓,其症状与古医籍中论述"口僻""口㖞""吊线风"等症状相似,应属其范畴。中医认为,面瘫的主要病因是气血不足,脉络空虚,卫表失和,风邪乘虚而入,侵袭面部太阳、阳明、少阳经络,使面部三阳经经气受阻,经筋失养,面部筋肉纵缓不收,发为面瘫。故而陈雷主任宗"经脉所过,主治所及"之旨，以手足三阳经经穴为主治疗本病。针灸能疏通经络，濡养经脉，调和气血。现代研究发现，针刺治疗能改善面部局部血液供应，消除炎症，有效减轻面神经水肿、减轻神经局部炎症、促进受损面神经的修复，提高面部肌力，使面神经和表情肌功能恢复正常。

本方的关键是分期治疗，急性期（1～7 天）、稳定期（8～15 天）面部穴位手法宜轻不宜重，取穴宜精不宜滥，远道腧穴行泻法且手法宜重，遵循"浅纳""疾出"原则，驱邪不伤正，浅刺多捻法为主。恢复期（16 天～3 个月）应掌握扶正祛邪并重原则，以达"祛邪不伤正，扶正不滞邪"之目的。后遗症期（3 个月以上）肌肉松弛、萎缩者，多采用"温通""深刺""滞针"等强刺激，有利于激发经气，促进神经功能恢复；面肌痉挛、抽搐者，针刺治疗宜浅而勿深，采用手法轻巧、刺激量小的浅刺多穴多捻有助于促进面部微循环，营养神经及局部组织，同时激活神经递质冲动，利于松肌解痉，恢复面肌正常运动，类"补法"，有别于初期浅刺泄邪之"泻法"。

面肌痉挛

面肌痉挛(HFS)是多种原因导致的一侧或双侧面部肌肉(眼轮匝肌、表情肌、口轮匝肌)反复发作的阵发性、不自主的抽搐,在情绪激动或紧张时加重,严重时可出现睁眼困难、口角歪斜及耳内抽动样杂音。本病具体病因及发病机制尚未完全明确,一般认为位于面神经根部出口区的神经血管压迫征象为其主要病因。HFS虽不会危及生命,但反复发作,给患者身心健康带来很大影响,会引起患者抑郁、焦虑等情绪障碍,严重影响社交能力与生活质量。现代医学对于 HFS 主要有药物治疗、肉毒素注射及面神经微血管减压术。但 3 种治疗方式均有一定缺点,药物治疗及注射肉毒毒素均能改善痉挛症状,并不能完全治愈,且长期使用可能造成肝功能损害、耳鸣、震颤、面瘫等不良反应;微血管减压术的疗效受多种因素影响,存在发生听力减退、术后复发、损伤患者脑部等风险。针灸治疗 HFS 疗效显著、不良反应少、患者接受度高,近年来在临床上得到广泛应用。

诊断

1. 多在中年后发生,常见于女性。

2. 一侧面肌不自主抽搐。

3. 抽搐呈阵发性且不规则,程度不等,可因精神倦怠、紧张及自主运动等加重,入睡后停止。

4. 起病多从眼轮匝肌开始,后扩散至同侧面部其他面肌,以口角肌肉抽搐最为明显，严重时可累及同侧颈阔肌。

5. 病程晚期可伴患侧面肌轻度瘫痪。

6. 辅助检查：肌电图可见肌纤维震颤及肌束震颤波；异常肌反应阳性；CT 和 MRI 明确可能导致面肌痉挛的颅内病变；3D‐TOF‐MRA 可显示面神经周围的血管分布。

验方

主穴　攒竹（患侧）、四白（患侧）、颊车（患侧）、地仓（患侧）、翳风（患侧）、风池（双侧）、合谷（双侧）、太冲（双侧）。

配穴　迎香（患侧）、下关（患侧）、足三里（双侧）、曲池（双侧）、外关（双侧）、阳陵泉（双侧）、悬钟（双侧）、风市（双侧）、颧髎（患侧）、风门（双侧）、太溪（双侧）、三阴交（双侧）、血海（双侧）。

方义　近取攒竹、四白、颊车、地仓疏通局部经筋气血；风胜则动，风池、翳风为祛风要穴，可息风止痉；面口合谷收，合谷为大肠之原穴，大肠经上颈、贯颊，入下齿中，还出挟口；太冲为肝之原穴，肝经从目系下颊里，环唇内，两穴相配为"四关"穴，可祛风通络；迎香、下关、足三里、曲池、外关、阳陵泉、悬钟、风市、颧髎、风门乃辨经论治；太溪、三阴交、血海补益气血、滋水涵木、调肝养脾，诸穴相配，标本兼治，以达舒筋通络，息风止搐之效。

操作　主穴每次必选，配穴按阳明经型、太阳经型、少阳经型随证选取。患者取仰卧位，75％乙醇擦拭消毒，选用 0.25 mm×40 mm 毫针。攒竹、四白、颊车、地仓、翳风、迎香、下关、颧髎采用以浅刺多捻法为主，采用单手快速进针，进针手法为轻刺、浅刺为主，每穴进针 1 mm，得气后，捻转 200 次，频率 200 次/分，幅度＜180°，持续 10 s 后，攒竹、颊车、地仓、翳风进针 10～15 mm，其余穴位不留针。风池向鼻尖斜刺 20 mm，合谷、太冲直刺 15 mm，得气后行捻转泻法，足三里、太溪、三阴交、血海直刺 20～30 mm，得气后行提插补法。其余穴位常规针刺得气后平补平泻。留针30 min。每周 3 次，10 次 1 疗程。

医案

王某,女,42 岁,会计,2020 年 11 月 15 日初诊。

主诉 右侧眼睑及面部肌肉抽动半年,加重 1 月。

现病史 患者半年余前疲劳后出现右上睑轻微抽动,时发时止,当时未予重视,后逐渐出现整个右面部肌肉不自主抽动,发作频率较前增高,劳累、情绪激动或精神紧张时诱发,曾在外院行头颅 CT 未见明显异常,诊断为"原发性面肌痉挛",予营养神经等药物治疗后症状无明显缓解。慕名前来寻陈雷主任诊治。刻下症见右侧下眼睑及面部肌肉不自主抽动,情绪焦虑,神疲乏力,纳寐欠佳,大便偏溏,平素畏寒肢冷。

查体 右侧下睑及面部肌肉不自主抽动。

治疗 采用上述验方,每周治疗 3 次。经 3 次针刺治疗后,患者诉面肌抽动程度及发作频率均减轻,睡眠及胃纳较前也有所改善。嘱其治疗期间避风寒,保持心情舒畅,注意休息。随着治疗持续进行,面肌痉挛情况逐步缓解,12 次后基本痊愈。

按语

祖国医学中并未提出"面肌痉挛"病名,其症状与古医籍中论述"面风""筋急""筋惕肉瞤"等病相似,应属其范畴。针刺治疗可以促进面部血液循环,消除刺激源,并使针刺信号与某些异常传入信号吻合,从而降低了异常信号的传入,消除了面神经的异常兴奋状态,抑制面肌兴奋性增高,缓解面部肌肉痉挛。

《素问·经筋篇》载阳明经、太阳经、少阳经病变均可导致面肌痉挛的发生。手足六阳经筋皆循行过头面,太阳为"目上纲",阳明为"目下纲",少阳经筋有分支结于目外眦,故其急则目不合,引颊移口。故而陈雷主任遵"经筋所过,主治所及"之旨,选取六阳经经穴治疗本病为主。

　　本方的关键是面部浅刺多捻法的针刺操作。本病在面部腧穴的针刺手法宜轻宜浅，捻转频率较高，初针者往往难有明显得气感，动作宜轻柔，如难以达到满意针感，也不可强求，逐步在实践中熟练。

三　三叉神经痛

　　三叉神经痛是最常见的颅神经痛之一，表现为反复发作的三叉神经分布区域内短暂剧烈的发作性电击样、针刺样、刀割样或撕裂样疼痛。可分为原发性三叉神经痛（PTN）和继发性三叉神经痛。PTN 的病因和发病机制尚无定论，大多认为是因多种原因引起三叉神经受压迫后出现脱髓鞘病变，产生异位冲动，该种改变使神经纤维间产生"短路"，从而使神经末梢感受阈值下降、长期应激处于超敏状态，导致轻微的刺激传入也会在感觉中枢形成剧烈疼痛。PTN 多见于中老年人，女性多于男性，其发作部位以上颌支和下颌支多见，病程呈周期性，每次发作可为数日、数周或数月不等，很少自愈。随着病程迁延，PTN 发作频率增高，发作时间延长，甚至出现持续性发作，严重影响患者的日常生活质量。

　　药物治疗为 PTN 的首选方式，无效或失效时可选择手术干预，包括微血管减压术、伽马刀治疗等。卡马西平作为首选药物，其有效率也仅为 $70\% \sim 80\%$，且存在耐药性、嗜睡、眩晕、共济失调等严重不良反应；手术疗法也存在术后复发率高、疗效维持周期短、并发症多等问题。近年来，针灸镇痛在临床研究上取得了很大进展，一直备受关注。有临床研究表明，针灸可以有效缓解 PTN 的疼痛状况，缓解伴发的焦虑紧张情绪，且具有安全性高、不良反应少等独特优势，在治疗 PTN 上发挥重要作用。

诊断

1. 颜面区疼痛，发作的形式为阵发性，发作接连数秒钟停止。

2. 疼痛在三叉神经体表分支中的一支或多支呈间断发作，疼痛表现为突发样剧烈、尖锐的以及体表区呈现针刺状或者火烧状的疼痛，扳机点遇到刺激可诱使疼痛出现，临床上多存在痉挛发作的间歇期。

3. 存有神经系统损害的症状。

4. 每次发作表现样式刻板。

5. 排除其他问题导致的颜面位置疼痛性疾病，比如齿痛发作、继发性三叉神经痛等。

验方

主穴 四白(患侧)、下关(患侧)、地仓(患侧)、合谷(双侧)、太冲(双侧)、外关(双侧)、足三里(双侧)、三阴交(双侧)。

配穴 太阳(患侧)、攒竹(患侧)、阳白(患侧)、鱼腰(患侧)、颧髎(患侧)、上关(患侧)、迎香(患侧)、颊车(患侧)、大迎(患侧)、翳风(患侧)、夹承浆(患侧)。

方义 四白、下关、地仓，疏通面部经络。"面口合谷收"，合谷为手阳明经原穴，属阳主表，善宣泄气中之热，具有疏风散表，宣通气血之功；太冲为足厥阴经原穴，手阳明经和足厥阴经均循行于面部，两穴相配为"四关"穴，可祛风通络止痛；外关、足三里、三阴交为镇痛要穴，可加强止痛之功；余穴为局部取穴，累及眼支多用太阳、攒竹、阳白、鱼腰；累及上颌支多用颧髎、上关、迎香；累及下颌支多用颊车、夹承浆、大迎、翳风，激发局部经气，通而不痛。诸穴相配，以达祛风泻火，通经止痛之效。

操作 患者取仰卧位，75％乙醇擦拭消毒，选用 0.25 mm×40 mm 毫针。若患者处于疼痛持续发作期，先取远道腧穴(外关、合谷、太冲、足三里、三阴交），得气后行大幅度提插捻转泻法予强刺激，待患者疼痛稍缓解后，取少量局部腧穴，得气后行浅刺多捻法，采用单手快速进针，进针手法为轻刺、浅刺为主，每穴进针1 mm，得气后，捻转 200 次，频率 200 次/分，幅度＜180°，持续 10 s后，进针 8～10 mm，行 2/100 Hz 电针治疗，留针 30 min。若患者处于疼痛发作间歇期，针刺时以局部取穴为主，配合远道取穴。根据病变神经属支循经取穴，针刺手法宜轻宜浅，平补平泻，并于面部局部腧穴选用 2 Hz 电针刺激 30～60 min。每周 3 次，10 次 1疗程。

医案

王某，女，57 岁，退休，2021 年 10 月 27 日初诊。

主诉 左侧面部疼痛 3 年余，再发半年余。

现病史 患者自诉 3 年余前无明显诱因下出现左侧面部疼痛，呈烧灼感、电击感、刀割感，痛无定时，反复发作，诊断为三叉神经痛，于某医院行手术治疗后缓解。半年余前再发，长期口服卡马西平控制病情，自觉疗效欠佳。慕名前来寻陈雷主任，刻下主要表现为左侧颜面部疼痛，口角区、鼻翼旁尤甚，呈阵发性，5～6 次/日，每次持续 10 秒左右，受凉、进食、饮水、触摸均可诱发疼痛，情绪焦虑，表情痛苦，口苦口干，纳寐欠佳。舌红少津脉弦细。

治疗 采用上述验方，每周治疗 3 次，嘱患者治疗期间，避风寒，保证充足睡眠，避免情绪刺激，忌烟酒及辛辣刺激食物。治疗3 次后，患者自觉疼痛缓解，发作频率降低，进食、饮水等仍会诱发疼痛，但程度较前减轻，且卡马西平口服剂量减低。连续治疗 5 周后，患者停用卡马西平，疼痛偶尔发作，面部能任意触摸，饮水、进食、洗漱均可正常进行，未诱发疼痛。

按语

祖国医学中并没有"三叉神经痛"的病名,在古时已有类似病症出现,可归属于"面痛""面颊痛""面风痛"范畴。陈雷主任认为PTN主要受风、火之邪影响。《素问·太阴阳明论篇》言"伤于风者,上先受之",风性善行而数变,故PTN常骤发骤止;火邪主要为胃火、心火、肝胆郁火三者作用。风火之邪相互搏结导致经脉痹阻,不通则痛。因此,在治疗PTN时需遵循祛风泻火,通经止痛的原则。

《张氏医通》言"面痛……乃阳明经络受风毒",指出面痛病主要责之于阳明经,而现代解剖学发现,三叉神经上、下颌支的走行与手阳明大肠经及足阳明胃经在面部的循行不谋而合,故阳明经与PTN的发病关系最为密切。根据"经脉所过,主治所及",陈雷主任在治疗本病上,主要选择手阳明大肠经、足阳明胃经经穴治疗本病。

针刺能调节人体气血,疏通经络,作用于脑干和大脑皮质,调节神经功能,减轻炎性反应,抑制疼痛;减少神经髓鞘的脱失,促进神经髓鞘的再生,从而减少异常电生理的发生;同时配合电针等现代针灸法,以增强其在镇痛、缓解肌痉挛、改善局部微循环和新陈代谢的临床疗效。

本方的关键是分期治疗。在疼痛持续发作期,需注意面部施针时切忌触碰扳机点而加重患者不适,把握先远道强刺激,后局部轻刺激的原则;在疼痛发作间歇期,则以局部腧穴为主,配合较长时间疏波刺激,以达调节神经系统、抑制神经兴奋的目的。

肋间神经痛

肋间神经痛是肋间神经支配区的疼痛综合征,临床常见的是继发性肋间神经痛,原发性肋间神经痛较少。肋间神经受到疾病产生的压迫刺激,或病毒侵犯,出现充血、水肿、炎性反应,导致疼痛,其具体临床表现是肋间持续性疼痛,呈针刺样、灼烧样,或有束带状的异常感觉,呼吸、咳嗽、喷嚏时加重,疼痛剧烈时可放射至同侧的肩背部。本病病程较长,反复发作,患者长期遭受巨大痛苦,容易出现焦虑、抑郁,对患者的生活质量和幸福指数造成极大影响。目前对于本病并没有规范统一且疗效明确的疗法,多采用对症止痛治疗,以药物治疗为主,包括抗癫痫药、抗抑郁药、谷氨酸受体拮抗剂等,临床常用的有卡马西平、加巴喷丁、普瑞巴林等。药物治疗短期疗效确切,但有依赖性,且长期用药存在较多不良反应。因此,针灸治疗此疾病则显现出很大的优势。

诊断

1. 疼痛沿一个或几个肋间分布,呈持续性刺痛、灼痛,可有发作性加剧,呼吸、咳嗽、喷嚏时加重。

2. 从背部沿肋间向胸腹部放射,呈半环状分布。

3. 疼痛剧烈时可放射到同侧的肩部和背部,患者感觉束带状。

4. 相应肋间皮肤区感觉过敏和肋骨缘压痛。

5. 排除其他问题导致的胁肋部疼痛性疾病,比如肌肉拉伤、筋膜炎等。

验方

主穴 夹脊穴(患侧)、阿是穴。

配穴 肝俞(双侧)、血海(双侧)、膈俞(双侧)、太冲(双侧)、合谷(双侧)、行间(双侧)、足三里(双侧)、期门(双侧)、日月(双侧)、丘墟(双侧)、阳陵泉(双侧)、支沟(双侧)。

方义 阿是穴可疏通局部经络；夹脊穴位于督脉和膀胱经之间，可同时调节督脉和膀胱经气血，刺之可疏调脏腑经络气血；期门、日月分别为肝、胆经之募穴，肝胆经循行过胁肋，两穴又位居胁肋部，取之既可以疏泄肝胆气机，又能直接疏通胁肋部经络；阳陵泉为胆经下合穴，支沟为三焦经经穴，两者均为治疗胁痛的经验效穴，上下相配和解少阳，疏泄肝胆；丘墟为胆经原穴，与阳陵泉相配，可疏肝利胆，活络止痛。肝俞、血海、膈俞、太冲、合谷、行间、足三里为辨证论治，增强止痛之功。

操作 患者取侧卧位，75％乙醇擦拭消毒，选用 0.30 mm×50 mm 毫针直刺病变相应节段夹脊穴，进针 0.3～1.3 寸；病变肋间阿是穴排刺，与皮肤呈 5°向胸前透刺，进针 0.7～1 寸；期门、日月平刺 0.5～0.8 寸，得气后均采用平补平泻法；夹脊穴-阿是穴行电针疗法，频率 2/100 Hz，强度以患者耐受为度；丘墟向照海透刺 0.3～0.8 寸，配合提插捻转强刺激；余穴常规针刺，留针 30 min。每周 3 次，10 次 1 疗程。

医案

史某，男，76 岁，退休，2020 年 11 月 15 日初诊。

主诉 左侧胁肋部疼痛 3 月余。

现病史 患者 3 月余前左侧胸背部出现簇状疱疹、水泡，于社区医院诊断为"带状疱疹"，经治疗后皮疹消退，但左侧胸背部仍有针刺样疼痛。曾口服加巴喷丁止痛，效果欠佳，遂寻陈雷主任诊治。刻下症见左侧胸背部肋骨处疼痛，咳嗽、喷嚏、遇寒或转体时疼痛加重，难以忍受，第7～8肋间皮肤色质暗淡，偶有胸闷心慌，胃纳可，夜寐欠佳，二便调，舌暗苔薄白，脉弦细。查体：局部触痛明显。

治疗 采用上述验方，每周治疗3次。首次治疗后，患者即自觉疼痛减轻。治疗8次后，患者疼痛明显缓解，加巴喷丁口服剂量减少。连续治疗2月后，患者疼痛基本缓解。

按语

祖国医学中并没有"肋间神经痛"的病名，其症状与"胁痛"相似，可归属于其范畴。《素问·五邪篇》载"邪在肝，则两胁中痛"，肝脉布胁肋，足少阳经循胁里，过季肋，故本病责之于肝、胆，其基本病机为肝胆脉络不通或脉络失养。"腧穴所在，主治所在；经脉所过，主治所及"，陈雷主任认为治疗本病需局部与远道并重，局部以阿是穴、夹脊穴为主，远道取足厥阴肝经、足少阳胆经为主。

现代研究发现，针刺夹脊穴可刺激夹脊穴附近的脊神经后支，深层的交感神经干，交感神经椎旁节及其与脊神经相联系的灰、白交通支，通过神经-体液调节，促进镇痛物质的释放；电针可对肋间神经干起到直接刺激，抑制神经兴奋性，同时刺激机体产生内源性阿片肽类物质，达到镇痛的作用；另一方面，针刺能解除局部肌肉痉挛，改善局部血液循环，促进局部炎性物质的吸收，加快神经功能恢复。

本方在治疗时需注意，日月、期门等穴位不可直刺、深刺，否则易伤及脏器。

五 带状疱疹后神经痛

带状疱疹后神经痛(PHN)定义为带状疱疹皮疹愈合后持续 1 个月及以上的疼痛,是带状疱疹最常见的并发症。PHN 是最常见的神经病理性疼痛,其每年发病率为 3.9~42.0/10 万,且其发病率随年龄增长而升高。PHN 好发于单侧胸部、三叉神经(主要是眼支)或颈部,间断性或持续性发作,疼痛性质多样,表现为烧灼样、电击样、刀割样、针刺样或撕裂样,可伴有疼痛部位感觉异常。水痘-带状疱疹病毒扩散过程中累及的神经元会发生炎症、出血,甚至坏死。PHN 的发生机制目前并不完全明了,但神经可塑性是 PHN 产生的基础,其机制包括外周敏化、中枢敏化、炎性反应、去传入,中枢敏化被认为是 PHN 持续疼痛的主要机制。PHN 病程较长,严重者可达 10 年以上,极大影响患者的情感、睡眠、活力和总体生命质量,甚至对其家属也带来疲劳、应激、失眠等问题,对社会生产力造成影响。现代医学对于本病主要有微创介入治疗和药物治疗,一线药物为钙通道调节剂(加巴喷丁和普瑞巴林)、三环类抗抑郁药(阿米替林)和 5% 利多卡因贴剂,但长期系统用药会带来一系列不良反应,例如钙通道阻滞剂会引起嗜睡、共济失调、眼球震颤、出血性胰腺炎、外周水肿等不良反应;三环类抗抑郁药可导致抗胆碱能、心血管事件等不良反应。而针灸在治疗 PHN,改善患者疼痛程度,提高生活质量方面疗效显著,且不良反应小,可作为治疗该病的临床常用方法。

诊断

1. 既往有带状疱疹病史,临床治愈后出现疼痛持续1个月以上。

2. 有明显按神经支配区域分布的痛觉触觉异常,局部可有色素沉着。

3. 疼痛的性质为阵发性的刀割样、闪电样发作痛或持续性烧灼痛,紧束样疼痛。

4. 患区内有明显的神经受损后的其他不适感,如瘙痒、紧束感、蚁行感等。

5. 患者心理负担沉重,情绪抑郁,睡眠障碍。

验方

主穴 阿是穴、夹脊穴(患侧)、足三里(双侧)、太冲(双侧)、合谷(双侧)。

配穴 支沟(患侧)、曲池(患侧)、丝竹空(患侧)、头维(患侧)、风池(患侧)、环跳(患侧)、血海(患侧)、阳陵泉(患侧)、三阴交(患侧)。

方义 阿是穴可疏通局部气血;足三里能补中益气、扶正祛邪;"凡治病者,必先治其病所生者也",本病为疱疹病毒侵害神经根所致,取相应夹脊穴,直针毒邪所留之处,可泻火解毒,通络止痛;合谷、太冲分别属于手阳明大肠经和足厥阴肝经,有清热利湿、平肝息风、通经活络、镇静止痛之效,且两穴相配为"四关穴",刺之可调畅全身气机;"腧穴所在,主治所在",支沟、曲池、丝竹空、头维、风池、环跳、血海、阳陵泉、三阴交根据疼痛部位不同选取相应局部腧穴,疏经通络止痛。

操作 患者取侧卧位,75%乙醇擦拭消毒,选用0.30 mm×40 mm毫针直刺病变相应节段夹脊穴,进针0.5~1寸,得气后行平补平泻；阿是穴(皮损局部)用围刺法，从皮损周围向中央平刺；若疼痛在胁肋部，可选择在病变肋间排刺，与皮肤呈 5°向胸前透刺，进针 0.3～1 寸；夹脊穴-阿是穴或阿是穴-阿是穴行电针疗法，频率 2/100 Hz，强度以患者耐受为度；足三里得气后行提插补法，余穴常规针刺，留针 30 min。针毕，在病损局部叩刺至微微出血，并加拔火罐，留罐 2 min。每周 3 次，10 次 1 疗程。

医案

陈某，男，56 岁，职员，2020 年 10 月 12 日初诊。

主诉 左侧头面部疼痛 1 月余。

现病史 患者 1 月余前无明显诱因下左侧头面部出现呈簇状分布的丘状疱疹，范围自左侧眉棱骨至巅顶部，伴有灼热刺痛。于社区医院诊断为"带状疱疹"，经阿昔洛韦抗病毒、弥可保营养神经等治疗后皮疹消退，但仍有头面部疼痛，需每日服用 6 颗加巴喷丁止痛，且效果欠佳，遂寻陈雷主任诊治。刻下症见患者表情痛苦，左侧眉棱骨至巅顶部可见色素沉着，伴有阵发性压迫样疼痛及麻木，情绪变化时加剧，心烦，夜寐差，常于夜间痛醒，晨起时偶有口苦，胃纳一般，二便无殊，舌红苔薄黄，脉弦数。查体：局部触痛明显。

治疗 采用上述验方，每周治疗 3 次。连续治疗 6 次后，患者自觉左侧眉棱骨至巅顶部疼痛明显减弱，夜间睡眠改善，心烦较前减轻，口苦不明显，但情绪变化时仍有疼痛加剧，胃纳可，二便调，舌淡苔薄脉弦。再治疗 12 次后，患者自觉疼痛基本消失。

按语

带状疱疹，中医称之为"蛇串疮"，根据其症状及部位不同，因红斑、水疱累累如串珠，缠腰而发者，称为"缠腰火丹""火带疮"；发于额面者则名"抱头火丹"。本病多因风、热、湿等毒邪侵袭肌肤，湿热困阻，湿毒火盛，阻滞于经络，经络不通，不通则痛。带状疱疹后神经痛归属于蛇串疮愈后痛范畴，陈雷主任认为其病机为湿热毒邪黏滞，缠绵难除，余邪未解，瘀血阻络。因此，在治疗上以疏通局部经络，畅通气血，清除余邪为主。"腧穴所在，主治所在"，故陈雷主任治疗本病以阿是穴、夹脊穴为主，泻毒外出，通络止痛，配合足三里扶正祛邪，四关穴调畅气机，疏肝解郁，以防患者久病致郁。

　　现代研究发现，脊神经后支位于夹脊穴的周边经络，其包括骶神经、腰胸神经后支，可通过针刺的相关反应，对神经-体液系统产生刺激，以此控制交感神经末梢化学递质的释放，起到镇痛的作用，并对脏腑功能进行调理。同时，疏密波（2/100 Hz）交替可对感觉和运动神经产生即时和延迟抑制，发挥较强的镇痛效应和维持效应。此外，针刺能解除局部肌肉痉挛，改善局部血液循环，促进神经功能恢复。

股外侧皮神经炎

　　股外侧皮神经炎又称感觉异常性股痛（MP）是由于压迫、创伤、肿瘤等多种原因影响，造成股外侧皮神经损伤所致，是临床最常见的皮神经炎。股外侧皮神经是纯感觉神经，起自腰丛，由 L2、L3 神经根前支组成，当其发生病变时，绝大多数由 L2、L3 神经根前支支配的皮肤均可受累，表现为大腿前外侧下 2/3 区感觉异常，如麻木、疼痛、蚁行感等，久站、久行可导致症状加剧，但无肌肉萎缩及功能障碍。本病一般为单侧受累，少数出现双侧发病，常见于男性，虽然不会引起严重后果，但是病情反复，迁延难愈，给患者的日常生活带来痛苦。现代医学在治疗 MP 上以保守治疗为主，首选病因治疗，配合卡马西平或苯妥英钠等抗癫痫药，或采用封闭疗法、神经阻滞疗法，仅对保守治疗无效者考虑手术治疗。临床诊疗中，针灸对 MP 疗效显著，且有对人体损伤小，不良反应少等优点，在保守疗法中发挥不可替代的作用。

诊断

　　1. 大腿前外侧（一侧或双侧）皮肤有蚁走感，可伴麻木或疼痛，站立或步行过久则加重。

　　2. 局部皮肤感觉减退或过敏。

　　3. 无肌萎缩或运动障碍。

验方

主穴　阿是穴、居髎(患侧)、髀关(患侧)、伏兔(患侧)、风市(患侧)、中渎(患侧)、血海(患侧)。

配穴　梁丘(患侧)、足三里(患侧)、内庭(患侧)、阳陵泉(患侧)、环跳(患侧)、侠溪(患侧)。

方义　疼痛局部取穴和循经取穴可疏通经络气血,使营卫调和而外邪无所依附,经络通畅则痹痛遂解。梁丘、足三里、内庭、阳陵泉、环跳、侠溪为辨经论治,远端取穴。诸穴共用,以达疏经活络,通痹止痛之效。

操作　患者取侧卧位,75％乙醇擦拭消毒。采用 0.30 mm× 75 mm 毫针直刺居髎,进针深度 45～60 mm,刺入后得气后行提插捻转泻法,尽量使针感下行,刺激量以患者耐受为度。如患肢感觉异常区域以大腿前侧为主,居髎穴前 1 cm 左右处傍入一针;如患肢感觉异常区域以大腿外侧为主,居髎穴后 1 cm 左右处傍入一针;针对病变范围较广的患者,分别在居髎穴前后 1 cm 位置各傍入一针,增加刺激量及提升刺激强度。髀关、环跳直刺得气后行捻转泻法,同样需使针感下行。余穴常规针刺,得气后平补平泻。留针 30 min。去针后,以梅花针轻扣刺阿是穴至局部微微出血,以 3 号灌吸拔 10 min,出血 1～2 mL。每周 3 次,10 次 1 疗程。

医案

李某,女,42 岁,教师,2020 年 11 月 28 日初诊。

主诉　右侧大腿前外侧麻木伴疼痛 1 年余,加重半月余。

现病史　患者 1 年余来无明显诱因出现右侧大腿前外侧皮肤麻木,甚则疼痛,时有蚁行感,活动正常,时轻时重,反复发作,未系统诊治。半月来自觉劳累乏力,右大腿前外侧皮肤感觉减退,故慕名前来寻陈雷主任诊治。胃纳可,二便调,舌淡,苔白腻,脉沉细。

查体　大腿前外侧局部可及压痛(＋)。

治疗 采用上述验方，每周治疗 3 次。治疗 5 次后，患者自觉右侧大腿前外侧皮肤较前敏感，异样感觉明显减弱。10 次治疗结束后，患者自述异常感觉消失，基本痊愈。

按语

股外侧皮神经炎在我国古代中医书籍中并无相关确切的文字记载，但依据其症状及病因等，可将其归纳为"痹病""皮痹"范畴。《素问·痹论篇》中记载："风、寒、湿三气杂至，合而为痹。"本病的发生多因正气内虚，风寒湿邪乘虚外袭或劳损外伤等外邪客于经络、皮部，导致卫阳被遏、筋脉闭阻，进而使得气血运行不畅、筋脉肌肤失养，致患处出现皮肤疼痛、麻木等感觉异常。针灸能疏通经络，调和气血，濡养经脉。现代研究发现，针刺治疗本病能松解局部肌肉，从而减轻周围组织对股外侧皮神经的压迫，抑制疼痛信号的传导，缓解疼痛；同时促进局部微循环和血管扩张，加快局部炎症物质的吸收，改善局部感觉异常。

股外侧皮神经在腰大肌外缘斜向下于髂前上棘内侧下方 1.0～1.5 cm 处穿出腹股沟韧带下方，经过髂筋膜和腹股沟韧带，由此穿出缝匠肌，并分为前后两支，前支分布于大腿前外侧皮肤，后支分布于大腿外侧皮肤，其走行与足阳明胃经、足少阳胆经相似。故而陈雷主任宗"经脉所过，主治所及"之旨，选取足阳明胃经、足少阳胆经经穴治疗本病为主。

梅花针叩刺阿是穴局部皮肤，属"毛刺""半刺"之列。《灵枢·官针》："毛刺者，刺浮痹于皮肤。"本病病位在皮，是经络系统中最浅表的部分，陈雷主任根据"浅病浅治"原则，选择此法以疏通腠理，调和营卫。

本病在治疗时需注意居髎、髀关、环跳的针刺操作，需尽量使针感向下传导。《灵枢·官针》："半刺者，浅内而疾发针，无针伤肉，如拔毛状，以取皮气。"因此梅花针叩刺时，动作宜轻宜快，不可重叩而致大量出血，损伤皮肉。

七　脑卒中

　　脑卒中可分为缺血性脑卒中(脑梗死)和出血性脑卒中(脑出血),是脑血管疾病的主要临床类型,以突然发病、迅速出现局限性或弥散性功能缺损为共同临床特征,为一组器质性脑损伤导致的脑血管疾病。脑卒中是我国成年人致死、致残的首位病因,具有发病率高、致残率高、死亡率高和复发率高的特点,给社会、家庭带来了沉重的负担和痛苦。随着人口老龄化,脑血管疾病造成的危害日趋严重。脑卒中一般以药物治疗为主,必要时可行外科手术治疗。脑卒中后 70%～80%的患者存在不同程度的运动功能障碍,故在患者生命体征平稳、病情不再进展后,需尽快进行康复治疗。大量临床实践表明,针灸对脑卒中后出现的运动功能障碍、言语功能障碍、情感障碍及认知功能障碍等均有较好的改善作用,能提高患者的生活质量和独立性,在脑卒中后康复中发挥着重要的作用。

诊断

1. 缺血性脑卒中诊断标准

　　(1) 急性起病。

　　(2) 局灶神经功能缺损(一侧面部或肢体无力或麻木,语言障碍等),少数为全面神经功能缺损。

　　(3) 影像学出现责任病灶或症状/体征持续 24 h 以上。

　　(4) 排除非血管性病因。

（5）脑 CT/MR 排除脑出血。

2. 出血性脑卒中诊断标准

（1）急性起病。

（2）局灶神经功能缺损（一侧面部或肢体无力或麻木，语言障碍等），少数为全面神经功能缺损，常伴有头痛、呕吐、血压升高及不同程度意识障碍。

（3）头颅 CT 或 MR 显示出血灶。

（4）排除非血管性病因。

验方

主穴　顶颞前斜线（患侧）、顶颞后斜线（患侧）、水沟、百会、内关（双侧）、曲池（患侧）、足三里（患侧）、合谷（双侧）、太冲（双侧）、太溪（双侧）、三阴交（双侧）。

配穴　肩髃（患侧）、肩髎（患侧）、八邪（患侧）、八风（患侧）、阴陵泉（患侧）、阳陵泉（患侧）、颊车（患侧）、地仓（患侧）、廉泉（患侧）、丰隆（患侧）、内庭（患侧）、血海（患侧）、风池（患侧）、丘墟（患侧）、照海（患侧）、天枢（双侧）、支沟（双侧）、中极、关元。

方义　脑为元神之府，督脉入络脑，百会、水沟为督脉要穴，可醒脑开窍、调神导气；心主血脉藏神，内关为心包经络穴，可调理心气、疏通气血；太溪为肾经原穴，三阴交为足三阴经交会之所，可滋补肝肾；曲池、足三里可疏通肢体经络；太冲、合谷相配为四关穴，可调畅全身气机；顶颞前斜线、顶颞后斜线为国际头针标准线，针刺可以刺激头部经气，主治对侧肢体感觉、运动障碍；其余诸穴为辨证取穴，随证加减。诸穴共用，以达醒脑开窍，疏经通络之效。

操作　患者取仰卧位，75％乙醇擦拭消毒。采用 0.30 mm×40 mm 毫针直刺，水沟进针约 10 mm，刺入得气后行雀啄法，以眼球湿润或额头微汗为度；曲池、阳陵泉直刺，提插泻法，使肢体抽动；内关行捻转泻法；三阴交、太溪提插补法；合谷、太冲平补平泻；

顶颞前斜线、顶颞后斜线自上至下透刺,得气后行小幅度快速捻转手法;其余穴位得气后平补平泻;肩髃-曲池、阳陵泉-足三里行2 Hz电针治疗,持续30 min。每周3次,10次1疗程。

医案

曹某,男,67岁,退休,2021年10月19日初诊。

主诉　言语模糊伴右侧肢体活动不利1月余。

现病史　患者1月余前无明显诱因下突然出现头晕、头痛,伴右侧肢体乏力、言语不清、口角歪斜,遂送至宁波市第一医院急诊科。经头颅MR示:左侧基底节新鲜脑梗灶;诊断为脑梗死。溶栓治疗后于神经内科住院,对症治疗1月余后,各项生命体征稳定,病情较前好转。经人介绍前来陈雷主任处就诊,刻下证:神志清楚,精神可,言语稍含糊,口角稍左偏,右侧肢体活动不利伴轻微麻木,行走时呈偏瘫步态,无头晕头痛,无饮水呛咳,纳眠一般,大小便正常,舌黯红,苔薄,脉弦涩。

查体　右上肢肌力4级,右下肢肌力3级,右侧巴宾斯基征(＋)。

治疗　采用上述验方,每周治疗3次,嘱其治疗期间行相关康复训练。治疗1周后,患者自觉右侧肢体麻木较前减弱,肌力无明显变化。治疗1月后,患者右侧肢体麻木感基本消失,口角歪斜明显好转,言语清晰,右下肢肌力恢复至4级,肢体活动较前灵活。继续治疗2月后基本痊愈。

按语

"卒中"为中医病名,即中风病,首见于晋代葛洪的《肘后备急方》,以"猝然昏仆,不省人事"为主要特征。根据有无神志改变,一般将中风分为中经络、中脏腑两类。中风是由于多种原因引起机体阴阳失调,气血逆乱,使风、火、痰、瘀痹阻脑脉或血溢脉外,脑髓神机受损。中风病本虚标实，肝肾气血不足为本，风、火、痰、瘀为标，病位在脑，与肝、肾、心、脾关系密切。陈雷主任认为中风后之偏瘫症状与痿证类似，"治痿独取阳明"，阳明经为多气多血之经，阳明经气血充实则气机升降有序而痰瘀散，气血生化有源而筋骨健；督脉入络于脑，能直达病所，"经脉所过，主治所及"，故陈雷主任选择督脉及手足阳明经穴为主治疗本病。

研究发现，针灸改善脑内动脉异常血流动力学状态，增强脑血管舒缩功能，降低脑血管阻力，减少血清和脑组织中的炎症因子，从而增加脑卒中患者病灶区的脑血流灌注，改善受损脑组织缺血缺氧状态，加速恢复神经功能；同时通过作用于患处穴位附近的神经血管，改善局部血液微循环，加强组织代谢，调节神经兴奋性，促进患处神经功能恢复；此外，针刺偏瘫肢体可通过本体感觉神经启动牵张反射引起相应的拮抗肌收缩，使痉挛侧亢进的肌张力降低，达到抑制痉挛的目的。

八　偏头痛

偏头痛是一种临床常见的原发性慢性神经血管性疾病,以反复发作的单侧或双侧中重度搏动性头痛为特点,可伴有恶心、呕吐、畏光、畏声等自主神经障碍表现,一般持续 4～72 小时。本病发病率高,易反复,流行病学调查显示,我国偏头痛患病率为 9.3%。高频发作的慢性偏头痛严重影响患者的生活质量,给日常生活和工作学习带来极大的负面影响,并给社会和家庭造成严重的经济负担。目前偏头痛的病理生理机制尚未完全明了,普遍认为与神经、血管、神经递质等多种因素相关。临床治疗一般以药物治疗为主,包括非特异性止痛药(非甾体抗炎药、阿片类药物)和特异性药物(麦角类制剂、曲普坦类药物),但治疗效果有限,复发率高,且不良反应明显。针灸治疗偏头痛安全高效,且无药物治疗的不良反应,已被世界卫生组织列入推荐疗法,在防治偏头痛上发挥重要作用。

诊断

1. 符合 2～4 特征的至少 5 次发作。

2. 头痛发作持续时间 4～72 h(未经治疗或治疗无效者)。

3. 头痛至少具有下列 4 项特征中的 2 项:①局限于单侧;②搏动性质;③程度为中度或重度;④因上楼梯、走路等类似日常躯体活动而加重,或头痛时会主动避免此类活动。

4. 头痛期至少具有下列 2 项中的 1 项:①恶心和(或)呕吐;

②畏光和怕声。

　　5. 不能归因于其他疾病。

验方

主穴　阿是穴、太阳（患侧）、丝竹空（患侧）、头临泣（患侧）、率谷（患侧）、悬颅（患侧）、风池（患侧）、外关（患侧）、合谷（患侧）、太冲（患侧）、百会、神庭。

配穴　悬厘（患侧）、颔厌（患侧）、下关（患侧）、头维（患侧）、列缺（双侧）、行间（双侧）、太溪（双侧）、三阴交（双侧）、足三里（双侧）、丰隆（双侧）、血海（双侧）、膈俞（双侧）。

方义　取头部腧穴调和气血，通络止痛。悬厘为手足少阳、足阳明之会，颔厌为手少阳、足阳明之会，率谷为足少阳、足太阳之会，风池为足少阳、阳维之会，下关为足阳明、足少阳之会，头维为足阳明、少阳、阳维之会，取交会穴以扩大治疗范围。太阳、丝竹空均为治头痛之要穴。合谷为全身镇痛第一要穴，可行气止痛；外关为手少阳经络穴、八脉交会穴，脉气通于阳维脉，可通经活络、解痉止痛；太冲为足厥阴肝经输穴，输主体重节痛，具有行气解郁、活络止痛之效，配合百会、神庭以调神止痛。列缺、行间、太溪、三阴交、足三里、丰隆、血海、膈俞为辨证取穴。诸穴合用，共奏活血通络，调神止痛之功。

操作　患者取侧卧位，患侧在上，75％乙醇擦拭消毒。所选穴位均浅刺 2～3 mm，捻转 200 次，频率 200 次/min，幅度＜180°，局部得气，捻完留针 30 min，以针尖挂在皮肤表面，针体平躺为度。留针期间行浅刺多捻针法 2 次。隔天治疗 1 次，每周 3 次，治疗 4 周为 1 个疗程。

医案

　　董某，女，48 岁，2019 年 7 月 28 日初诊。

主诉 反复头痛 3 年余,加重 2 天。

现病史 患者 3 年前与人吵架后出现右侧头痛,刺痛,部位固定,发作时伴有恶心,口服止痛药(具体不详)可稍缓解,药效过后疼痛依旧。情绪波动后易加重,少则数月发作 1 次,多则 1 个月发作数次。3 年多来反复发作,多处求医,效果不佳,严重影响生活和工作。患者自诉平素精神易紧张,遇事急躁易怒,生气后易发作,头颅 CT、MRI 检查均正常,血压正常。2 天前,患者与女儿争吵后右侧头痛再发,经病友介绍前来陈雷主任处求诊。刻下证:神清,精神差,痛苦面容,右侧头痛伴恶心,无呕吐,纳食差,夜寐欠安,小便正常,大便略干。舌暗红、苔薄白、脉弦涩。

治疗 采用上述验方,每周治疗 3 次。治疗 3 次后,患者疼痛症状明显减轻,发作次数明显减少,近 5 天未发作,持续时间也明显缩短,最短疼痛近 1h 缓解。9 次治疗结束后,患者基本痊愈。嘱患者保持心情舒畅,避免劳累,再巩固治疗 2 周。2 个月后随访患者自诉未复发。

按语

偏头痛属于中医学头痛范畴。《黄帝内经》有"脑风""首风"的记载。陈雷主任认为,偏头痛的病因、病机与头痛不能等同,其病位多为少阳经循行部位,故病机应与少阳经关系密切。少阳经气受阻、不通则痛,是偏头痛的根本病机。偏头痛主要与瘀、虚、风、神关系密切。首先,偏头痛病程缠绵难愈,部位固定。《临证指南医案》载有"大凡经主气,络主血,久病血瘀",偏头痛日久则邪气入络,气血运行不畅则内生瘀血,瘀阻脑窍为偏头痛发生的关键病机,治疗时当着重于活血化瘀。其次,气血亏虚不能上荣脑窍,脑府失养,则发头痛,治疗当以益气养血为主。另外,"伤于风者,上先受之""高巅之上,惟风可到",治疗偏头痛要重视除外风、息内风。陈雷主任还认为偏头痛病位在"清阳之府",其诱发、加剧因素,常与悲怒忧思恐等情志因素有关,即与中医学"神"密切相关,治疗时要注意治神调神。针灸治疗偏头痛起效快，即刻镇痛疗效稳定，取穴以少阳经为主，加行"浅刺多捻针刺法"以达"补血活血、祛风调神"之功。

浅刺多捻针法是将浅刺法与多捻法进行有机结合。浅刺法刺激柔和舒适，多捻法刺激强烈而不痛，浅刺结合多捻，以期得气而达到治疗目的。浅刺法是由传统毛刺法演化而来，起源于《黄帝内经》。《素问·皮部论篇》描述"皮者，脉之部也，邪客于皮，则腠理开，开则邪入客于络脉，络脉满则注于经脉，经脉满则入舍于腑脏也""凡十二经络脉者，皮之部也"，皮部可以通过调节人体气机升降出入进而调节人体气血、阴阳。浅刺法不但具有普通针刺通经脉、调气血的作用，还可通过皮部进行整体调节，使全身阴阳平衡。浅刺针法，往往在天、人、地三部的天部，即腧穴的浅表部位便可激发经气，使患者有痒感或麻感，这种感觉通常能够从局部向周围，乃至向远端、病变脏腑扩散，即所谓的"气至病所"。浅刺之法，首刺十二皮部，实则防其变，堵病所之出入，断邪之后路；继而得气，循经络系统，激发全身经气，从层层通路交汇，祛邪外出。多捻是为增强浅刺经穴的调节作用，起行气活血之功。《黄帝内经》曰"凡刺之道，气调而止""经气已至，慎守勿失"。浅刺以引邪散邪，多捻以活血助运。

浅刺多捻针法看似简单，但切忌如蜻蜓点水，一刺即出，而要在进针后快速捻转中达到行气、走气之功，方能疏通经络，调和气血，故捻转是否快而匀，针尖是否着力，是否守气是关键。偏头痛的产生与脏腑经络、气血平衡及"神"的活动息息相关。因此，运用浅刺多捻针法能够激发人体经气达到补气活血、祛风调神通络的作用，从而在治疗偏头痛中达到镇痛的治疗效果。相对于普通针刺而言，浅刺多捻针法刺入部位表浅，不容易伤及血管、神经，疼痛极少，不仅可以避免经气受到损伤，还会减少血肿、折针、断针等意外，另外，还可对患者起到镇定安神的作用，使患者易于接受，配合治疗，从而达到满意的疗效。

重症肌无力

重症肌无力(MG)是一种神经-肌肉接头传递功能障碍的获得性自身免疫病。目前研究认为其发病主要是由乙酰胆碱抗体介导、补体和细胞免疫介入,造成神经-肌肉接头突触后膜乙酰胆碱大量破坏引起。其主要表现为部分或全部骨骼肌无力和极易疲劳,运动后加重,经休息或用胆碱酯酶抑制剂后常可暂时缓解。常见临床表现有上睑下垂、斜视、复视、咀嚼吞咽困难,面部表情展示困难、言语构音障碍、肢体及躯干运动障碍、呼吸困难等,且有"晨轻暮重"的波动现象。目前现代医学治疗 MG 主要采取胸腺治疗和药物治疗,药物治疗包括胆碱酯酶抑制剂、糖皮质激素、免疫抑制剂、丙球蛋白和血浆置换,但长期应用药物治疗会出现耐药性及大量不良反应,大剂量肾上腺皮质激素冲击还可能引起近期肌无力加重甚至诱发肌无力危象。根据 MG 主要临床表现可将其归为中医学"痿病"范畴。针灸疗法具有完整的理论体系、技术体系、诊疗体系,历代医籍中载有针灸治疗痿病的丰富经验,在临床治疗中发挥着重要作用。

诊断

1. 受累肌肉在活动后出现疲劳无力,经休息或胆碱酯酶抑制剂治疗可以缓解,肌无力表现为"晨轻暮重"的波动现象。

2. 血清抗乙酰胆碱抗体阳性。

3. 药物试验阳性:新斯的明 0.5～1 mg 肌内注射,20 min 后肌无力症状明显减轻。

4. 疲劳试验阳性。

5. 重复电神经刺激:低频刺激(通常用3 Hz)肌肉动作电位幅度很快递减10%以上为阳性。

6. 单纤维肌电图:可见兴奋传导延长或阻滞,相邻电位时间差(Jitter)值延长。

以上6项标准中,第1项为必备条件,其余5项为参考条件,必备条件加参考条件中的任何1项即可诊断。

验方

主穴 神阙、气海、关元、中脘、百会、足三里(双侧)、天枢(双侧)、阳陵泉(双侧)、三阴交(双侧)、太冲(双侧)、合谷(双侧)。

配穴 廉泉、攒竹(患侧)、丝竹空(患侧)、阳白(患侧)、申脉(患侧)、地仓(患侧)、颊车(患侧)、肩髃(患侧)、曲池(患侧)、夹脊穴(患侧)、髀关(患侧)、梁丘(患侧)。

方义 督脉总督诸阳,任脉为阴脉之海,两脉统领全身阴阳,通过针刺任督二脉穴位,可调和阴阳之气、促使经络通畅;百会位于头顶,为督脉要穴,具有升阳益气,镇静安神的作用;神阙、气海、关元、中脘均为任脉经穴,能健脾和胃、补中益气;足三里、天枢均为足阳明经穴,阳明经多气多血,针刺其穴可疏通经络,调理气血,补益脾胃,取"治痿独取阳明"之意;华佗夹脊穴位于督脉和太阳膀胱经之间,可调脏腑阴阳,通行气血;阳陵泉为筋会,能通调诸筋;三阴交可健脾、补肝、益肾,以达强筋壮骨之目的。太冲属肝经之输穴、原穴;合谷为大肠经原穴,为阳中之阳,合谷、太冲配伍,可阴阳气血同调,一升一降,调理气机,疏肝解郁,其余诸穴为局部取穴,辨证施治,以激发局部经气,达到调和气血,濡养筋肉之效。

操作 主穴每次必选,上睑下垂局部加阳白、攒竹、丝竹空,远端取申脉;咀嚼无力加地仓、颊车;吞咽无力加廉泉;颈软无力加夹脊穴;上肢乏力加肩髃、曲池;下肢无力加髀关、梁丘。患者取仰卧位,75％乙醇擦拭消毒。神阙不针,行艾箱灸;双侧足三里行温针灸,1次灸2壮约30 min,至患者局部皮肤呈现红晕、自觉热感渗透为止。其余诸穴选用0.25 mm×40 mm毫针行常规针刺,得气后行捻转补法,每5 min行针1次,留针30 min。隔天治疗1次,每周3次,10次为1个疗程。

医案

李某,女,46岁,2020年9月17日初诊。

主诉　眼睑无力伴双上肢无力2年余。

现病史　患者2年余前无明显诱因下出现上睑无力,眼皮抬举困难,未予重视。后症状逐渐加重,出现双上肢无力,于当地医院就诊,初步诊断为重症肌无力,予口服溴吡斯的明60 mg/次,每6小时1次。初时有效,半年后症状加重,予激素治疗后,效果仍欠佳,经人介绍前来陈雷主任处求诊。刻下证:双上睑抬举无力,抬手困难,吞咽及言语构音可,神疲乏力,倦怠懒言,身体消瘦,时有腰膝酸软,胃纳一般,小便清,时有便溏,舌淡苔薄白,脉沉弱无力。

治疗　采用上述验方,隔日针灸1次,每周治疗3次。治疗2月后患者自觉眼睑无力较前缓解,上肢无力症状改善,停止服用溴吡斯的明后症状无反复。嘱患者保持心情舒畅,避免劳累,再次治疗3月后,患者症状基本消失。

按语

中医无"重症肌无力"病名,根据其临床表现,应属中医"痿证""痿躄"范畴。陈雷主任认为,本病病在筋脉肌肉,根于五脏虚损,主要病机为脾肾亏虚,气血不足,筋脉失养,与脾、胃、肝、肾四脏关系密切。《难经》载:"息惰,嗜卧,四肢不收,有是者脾病也。"《脾胃论》云:"脾胃俱旺,则能食而肥;脾胃俱虚,则不能食而瘦。"可见脾胃功能在本病中的重要生理和病理作用。脾主升清运化，若脾虚气陷，则升举无力，上睑属脾，可致提睑无力而下垂；脾主肌肉四肢，脾虚生化濡养不足，则四肢痿软不能随用。除脾胃外，本病还要重视肝肾的作用。肾藏精，为全身阴阳之本，精气之所在，瞳神赖肾气所注，若肾气不足，就会出现复视、斜视、眼睑闭合不全等症状。脾为后天之本，肾为先天之本，两者在生理上相互滋生，于病理上则互为因果。脾虚则运化无权，气血生化不足，肾虚则不能温养灌溉筋脉，故而脾肾两虚，气血不足，肌肉失养而致肌痿无力。另外肝主疏泄，肝脾关系密切，若情志不遂，气机失调，可致脾肾精气不能正常输布于四肢筋肉，发为本病。《素问·痿论篇》提出"治痿者独取阳明"，阳明经多气多血，故陈雷主任选择阳明经穴治疗本病为主。

现代研究发现，针灸可以调节体内炎症因子水平，抑制相关免疫应答过程，最终抑制 MG 患者以乙酰胆碱抗体为主的自身抗体的产生，达到改善 MG 相关症状的效果。

抽动秽语综合征

抽动秽语综合征(TS)是一种以面部、四肢、躯干肌肉不自主抽动伴喉部异常发音及猥秽言语为特征的综合症候群。疾病初期表现为挤眼、噘嘴、皱眉、摇头、仰颈、提肩等；随着病情进展,出现肢体及躯干的爆发性不自主运动,如踢腿、甩手、躯干扭转、四肢抽动等,抽动发作频繁,多时可达一日数百次。约 30％～40％患儿因口喉部肌肉抽动出现重复性暴发性无意义的单调怪声,或伴秽亵语言。85％的患儿有轻至中度行为异常,表现为注意力不集中、焦躁不安、强迫行为、猥亵行为或破坏行为。抽动在精神紧张时加重,精神松弛时减轻,入睡后消失,患儿的智力不受影响。本病发病机制尚不清楚,可能与遗传、自身免疫、环境因素、精神代谢等因素相关,好发于 2～15 岁儿童,男女发病比例为 3：1～4：1。近年来,儿童多发性抽动症的发病率明显上升,如不尽早治疗,病情迁延难愈,对患儿的身心造成伤害。目前西药治疗该病的主要药物有氟哌啶醇、舒必利、硫必利或利培酮,但临床不良反应较为明显。相比较西药治疗而言,针灸结合其他疗法对于小儿抽动秽语综合征的治疗有独特的优势,以针刺为主要治疗手段的临床研究显示有较为可观的疗效,因其不良反应少且花费较低,愈来愈被接受和推广。

诊断

1. 18 岁前发病。

2. 在疾病期间有时存在多发性的运动和一或多种发声抽动。

3. 抽动一天内发作许多次（通常是一阵阵），几乎是每天或一年多期间间歇性地发作，在此期间从未有连续超过 3 个月的无抽动发作。

4. 疾病造成患者很大的痛苦或严重影响患者的社交、学习和其他重要功能。

5. 疾病不是由于兴奋剂或其他疾病的直接生理性反应所致。

验方

主穴　百会、四神聪、印堂、风池（双侧）、合谷（双侧）、太冲（双侧）、神门（双侧）、足三里（双侧）、阳陵泉（双侧）、三阴交（双侧）。

配穴　廉泉、攒竹（患侧）、丝竹空（患侧）、迎香（患侧）、颊车（患侧）、肩井（患侧）、脾俞（双侧）、关元（双侧）、肝俞（双侧）、肾俞（双侧）、太溪（双侧）。

方义　百会、印堂位居督脉，督脉入络于脑，有醒神开窍之功，且印堂为止痉的经验穴；四神聪治"狂乱风痫"，刺百会配四神聪可调理脑神；风池为祛风要穴，能祛风定惊，疏通脑络；太冲可疏肝息风，配合谷以开四关，调畅周身气机；阳陵泉为筋会，可疏调经筋；足三里可健脾和胃，补益气血；神门为心经原穴，功擅安神定志；三阴交为足三阴经交会穴，针刺以健脾、平肝、益肾；脾俞、关元、肝俞、肾俞、太溪为辨证配穴；廉泉、攒竹、丝竹空、迎香、颊车、肩井为局部取穴，根据临床实际，随症加减。

操作　患者先取仰卧位，75％乙醇擦拭消毒。百会、四神聪沿督脉循行方向顺经平刺，印堂向下透刺至心位，行小幅度捻转手法 10 秒，得气后平补平泻；足三里、三阴交、太溪得气后行捻转补法；其余诸穴得气后平补平泻。留针 30 分钟，每 10 分钟行针一次。出针后嘱患者坐位，以 1.5 寸针向鼻尖斜刺双侧风池，快速捻转针体，引气上行传导至颠顶。患者出现针感后留针 10 分钟。隔天治疗 1 次，每周 3 次，10 次为 1 个疗程。

医案

李某,男,8 岁,2021 年 8 月 16 日初诊。

主诉　不自主眨眼、耸肩伴喉中发声 3 年余。

现病史　患儿 3 年前开始出现不自主眨眼,未予重视,后发展为频繁不自主眨眼、噘嘴、耸肩,喉中发声不能自控,间歇时间＜5 min。曾于多家医院诊治,诊断为"抽动秽语综合征",服用"氟哌啶醇"等药物后,症状虽然减轻,但嗜睡、头晕、乏力明显。经人介绍前来陈雷主任处求诊。刻下证:眨眼、噘嘴、耸肩频繁,喉中有清嗓音,注意力不集中,脾气急躁,易怒,胃纳可,喜冷饮,入睡困难,多梦,大便干,舌淡红苔薄白,脉弦细。

治疗　采用上述验方,隔日针灸 1 次,每周治疗 3 次。嘱患儿注意休息,避免过度劳累,保持放松,定期进行心理疏导。治疗 2 月后患儿喉中清嗓音次数减少,眨眼、噘嘴、耸肩等频率较前降低。治疗 4 月后患儿噘嘴、耸肩、清嗓症状基本消失,眨眼频率降为3～4 次/分。

按语

中医学中没有"抽动秽语综合征"病名,当属中医学"肝风""抽搐""慢惊风""瘛疭""筋惕肉"等病证范畴,多为小儿病。现代研究表明纹状体多巴胺能和 5 - 羟色胺能活动过度或多巴胺受体超敏可能是 TS 发病的关键环节,针灸可能通过调节神经递质,以改善患儿抽动症状。

《素问·至真要大论篇》言"诸风掉眩,皆属于肝"。小儿真阴不足,柔不济刚,肝风易动而致筋急抽搐。肝主筋,开窍于目,加之风性轻扬,易袭阳位,"高巅之上,惟风可到",故抽动障碍以头面部症状多见,如眨眼、耸鼻、噘嘴等。此外,陈雷主任认为本病不局限于肝,还责之于脾、肾二脏。小儿生理特点为肝常有余,而脾、肾常不足，脾土虚则肝木亢，木亢生风，风盛则筋急，发为不自主抽动；肝木过亢，久郁化火，木火刑金，损耗肺阴，金鸣异常，故患儿咽喉部时常发出异声；肝阳上亢，扰动心神，故见患儿脾气急躁，情绪不稳。久病伤阴，肝病及肾，肾水无以滋肝木，致虚风内动，加重肌肉抽动。本病病位在脑，故陈雷主任以督脉穴为主治疗本病，配合四关、足三里、三阴交等穴位以达平肝息风，健脾益肾之效。

《素问·宝命全形论篇》言"凡刺之真，必先治神"，TS 患儿精神异常活跃，其"神"不定，故本方在治疗时尤需注意调神。针刺前注重宁神，在施术前，使患儿安定平静，脉气平和；同时医者需定志宁神，为针刺做好准备。针刺时注重聚神，医者需全神贯注，专注于患者，方能把握患儿的全身气机血脉运行，以神调神，达到事半功倍的效果。

十一　帕金森病

　　帕金森病(PD)又名震颤麻痹,是一种由于黑质多巴胺能神经元大量变性死亡,伴神经元细胞质内嗜酸性包涵体即路易小体形成,导致黑质纹状体通路变性而产生的神经系统疾病。本病常见于中老年人,目前我国 PD 患病率达 1.7%,且由于老龄化社会的到来,我国 PD 患病人数正持续增加。PD 起病缓慢,往往呈进行性加重,其典型临床症状为静止性震颤、肌强直、运动迟缓和姿势步态异常。此外还可伴有大量非运动症状,如嗅觉减退、睡眠障碍、便秘、多汗、抑郁等。随着病程的进展,运动症状和非运动症状逐渐加重,至疾病后期常出现运动并发症,包括药物疗效减退、"开-关"现象、异动症等。疾病后期患者常因平衡障碍、跌倒、冻结步态、吞咽困难和语言障碍等导致生活无法自理,甚至长期卧床,生活质量严重下降。药物治疗是 PD 的首选疗法,也是整个治疗过程中的主要治疗手段,后期可配合手术、康复及心理治疗。但无论药物还是手术,都只能改善症状,不能有效阻止病情发展,更无法治愈。长期的药物治疗会造成大量不良反应,且出现药物疗效明显减退。针灸作为一种辅助代替药物治疗手段,可以减少长期使用药物对人体的刺激。近年来,越来越多的临床研究表明针灸在辅助治疗 PD 中表现出明显的优势,具有减轻药物不良反应、延缓病程发展、提高患者生存质量、改善临床症状等优点。

诊断

1. 符合帕金森症的诊断：①运动减少：启动随意运动的速度缓慢。疾病进展后，重复性动作的运动速度及幅度均降低。②至少存在下列 1 项特征：a. 肌肉僵直；b. 静止性震颤 4～6 Hz；c. 姿势不稳（非原发性视觉、前庭、小脑及本体感受功能障碍造成）。

2. 支持诊断帕金森病必须具备下列 3 项或 3 项以上的特征：①单侧起病，静止性震颤；②逐渐进展；③发病后多为持续性的不对称性受累；④对左旋多巴的治疗反应良好（70％～100％）；⑤左旋多巴导致的严重的异动症；⑥左旋多巴的治疗效果持续 5 年或 5 年以上；⑦临床病程 10 年或 10 年以上。

3. 必须排除非帕金森病：①反复的脑卒中发作史，伴帕金森病特征的阶梯状进展；②反复的脑损伤史；③明确的脑炎史和（或）非药物所致动眼危象；④在症状出现时，应用抗精神病药物和（或）多巴胺耗竭药；⑤1 个以上的亲属患病；⑥CT 扫描可见颅内肿瘤或交通性脑积水；⑦接触已知的神经毒类；⑧病情持续缓解或发展迅速；⑨用大剂量左旋多巴治疗无效（除外吸收障碍）；⑩发病 3 年后，仍是严格的单侧受累；⑪出现其他神经系统症状和体征，如垂直凝视麻痹共济失调，早期即有严重的自主神经受累，早期即有严重的痴呆，伴有记忆力、言语和执行功能障碍，锥体束征阳性等。

验方

主穴 舞蹈震颤区（对侧）、百会、四神聪、风池（双侧）、太冲（双侧）、合谷（双侧）、阳陵泉（双侧）、曲池（双侧）、太溪（双侧）。

配穴 肝俞（双侧）、肾俞（双侧）、三阴交（双侧）、丰隆（双侧）、阴陵泉（双侧）、气海（双侧）、血海（双侧）、足三里（双侧）、大椎、关元、印堂、内关。

方义 本病病位在脑，百会、四神聪均位于颠顶部，通过督脉入络脑,可醒脑、宁神、定颤;风池胆经要穴,肝胆相表,以胆治肝,则肝风熄、颤动止;合谷、太冲为"四关"穴,可平肝息风、抗痉止搐;太冲、太溪分别为足厥阴肝经、足少阴肾经之原穴,可以滋补肾水以养肝木,平肝息风止痉;阳陵泉为筋会,可柔筋止颤;阳明经多气多血,曲池为手阳明经之合穴,主手挛筋急,刺之可通经络、行气血,缓解筋脉挛急;肝俞、肾俞、三阴交、丰隆、阴陵泉、足三里、气海、血海、大椎、关元、印堂、内关为辨证取穴。舞蹈震颤控制区出自焦氏 1970 年提出的焦氏头针疗法,主治舞蹈病、帕金森病,针刺可以刺激头部经气,调节全身阴阳,改善全身症状。诸穴合用,以奏柔肝息风,宁神定颤之效。

操作 主穴每次必选,肝肾亏虚加肝俞、肾俞、三阴交;痰热动风加丰隆、阴陵泉;气血亏虚加气海、血海、足三里;阳气虚衰加大椎、关元;伴抑郁者加印堂、内关。患者取仰卧位,75% 乙醇擦拭消毒,选用 0.25 mm×40 mm 毫针。头部穴位与头皮呈 15°～30°斜刺进针,如有抵触感则表明针尖触及颅骨,需提至皮下,改变针尖方向再刺,直至针尖达到帽状腱膜下层,指下感到阻力减小;舞蹈震颤区由上到下透刺,百会穴针刺方向沿督脉由后向前,得气后行抽添法,以提升气血。太溪针刺得气后行捻转补法,风池得气后行捻转泻法,余穴行常规针刺,每 5 min 行针 1 次,留针 30 min。隔天治疗 1 次,每周 3 次,10 次为 1 个疗程。

医案

陈某,男,66 岁,2021 年 12 月 13 日初诊。

主诉 双上肢不自主震颤 1 年余。

现病史 患者 1 年前无明显诱因下出现双上肢不自主震颤,伴反应迟钝,夜寐欠佳,无意识障碍。于当地医院诊断为帕金森病,长期服用多巴丝肼片等药物控制症状,经人介绍前来陈雷主任处求诊。刻下证:情绪低落,双上肢不自主震颤,紧张时加重,面容呆板,动作迟缓、僵硬,反应迟钝,慌张步态,四肢乏力,心悸懒言,眠浅易醒，盗汗，尿频。舌质淡，苔薄白，脉弦。

治疗 采用上述验方，隔日针灸 1 次，每周治疗 3 次。治疗 3 个月，患者精神好转，情绪较前开朗，上肢震颤幅度减轻，肢体动作较前灵活，嘱患者保持乐观心态，避免劳累。再次治疗 3 月后，患者言语表达基本清楚，精神可，肢体震颤不明显，夜寐可。

按语

帕金森病属中医"颤证""震颤"范畴。《素问·至真要大论篇》提出"诸风掉眩，皆属于肝""诸暴强直，皆属于风"。陈雷主任认为肝风内动，筋失所养是帕金森病的基本病机，病变脏腑主要在肝，涉及脾、肾等。肝脏阴血亏虚，日久则致肝风内动，筋脉失于濡养而致筋急不柔、筋脉拘挛；肾藏精，主骨生髓通脑，肾精亏虚则髓少，脾虚则不能荣养，脑髓、脏腑失养而致机体拘挛颤动，遂发为本病。本病病位在脑，督脉上行入脑，总督一身阳气。故陈雷主任选取督脉、足厥阴肝经穴治疗本病为主。

现代研究发现，针灸具有抗氧化应激作用，且能降低体内炎症因子水平调节免疫功能，从而减轻炎症反应对多巴胺能神经元的损伤，保护黑质多巴胺能神经元。此外，针灸能改善蛋白质降解系统障碍，抑制细胞凋亡，从而减少多巴胺能神经元的丢失，从而缓解 PD 症状。

阿尔茨海默病(AD)是发生于老年和老年前期、起病隐匿且持续进行性发展的中枢神经系统退行性疾病，是最常见的痴呆类型。AD 的临床特征为认知功能障碍和行为损害，常见临床表现为记忆障碍、失语、失用、失认、视空间能力损害、抽象思维和计算力损害、人格和行为改变等，严重危害患者的身心健康并影响其生存质量，给家庭及社会带来沉重的负担。AD 患者的主要病理学特征是 β-淀粉样蛋白沉积形成的神经炎性斑、过度磷酸化的 Tau 蛋白异常聚集形成的神经元纤维缠结、神经元缺失和胶质增生。现代医学治疗 AD 多应用胆碱酯酶抑制剂，如多奈哌齐及卡巴拉汀等药物进行对症治疗，单纯药物治疗虽能在一定程度改善认知功能、延缓病情，但 AD 病程较长，长期应用存在较多不良反应。近年来，针灸疗法广泛应用于 AD 的临床治疗，具有操作简便、不良反应较少、治疗费用相对较低且患者接受程度较高等优点，在控制 AD 患者病情进展上发挥着不可忽视的作用。

诊断

1. 核心临床诊断标准：①符合痴呆诊断标准。②起病隐匿，症状在数月至数年中逐渐出现。③有明确的认知损害病史。④表现为遗忘综合征（学习和近记忆下降，伴 1 个或 1 个以上其他认知域损害）或者非遗忘综合征（语言、视空间或执行功能三者之一损害，伴 1 个或 1 个以上其他认知域损害）。

2. 排除标准：①伴有与认知障碍发生或者恶化相关的卒中史，或存在多发或广泛脑梗死，或存在严重脑白质病变；②有路易体痴呆的核心症状；③有额颞叶痴呆的显著特征；④有原发性进行性失语的显著特征；⑤有其他引起进行性记忆和认知功能损害的神经系统疾病，或非神经系统疾病，或药物过量或滥用的证据。

3. 支持标准：①在以知情人提供和经正规神经心理测验得到的信息为基础的评估中发现进行性认知下降的证据；②找到致病基因突变的证据。

验方

主穴　百会、神庭、四神聪、风府、神门（双侧）、太溪（双侧）、悬钟（双侧）、三阴交（双侧）、足三里（双侧）。

配穴　肾俞（双侧）、脾俞（双侧）、丰隆（双侧）、膈俞（双侧）、血海（双侧）。

方义　"脑为元神之府"，百会、神庭、风府均属督脉，可通过督脉内入络脑，四神聪位于巅顶，乃局部取穴，可醒脑调神；心主神明，神门为心经原穴，可调神益智；脑为髓海，肾主骨生髓，太溪可补肾益髓；悬钟为八会穴之髓会，刺之可滋养脑髓，使髓海得充，健脑益智；足三里补益后天，化生气血以滋肾生髓。肾俞、三阴交、脾俞、丰隆、膈俞、血海辨证取穴。诸穴合用，共奏益肾填髓、健脑调神之效。

操作　主穴每次必选，髓海不足加肾俞；脾肾两虚加脾俞、肾俞；痰蒙神窍加丰隆；瘀血阻滞加膈俞、血海。患者取仰卧位，75%乙醇擦拭消毒，选用 0.3 mm×40 mm 毫针。双侧足三里行温针灸，1 次灸 2 壮约 30 min，至患者局部皮肤呈现红晕、自觉热感渗透为止。百会、神庭、四神聪与头皮呈 15°～30°斜刺进针，方向沿督脉由后向前，得气后行提插补法；太溪、神门、悬钟得气后行捻转补法，其余诸穴行常规针刺，得气后行平补平泻，每 5 min 行针 1次，留针 30 min。隔天治疗 1 次，每周 3 次，10 次为 1 个疗程。

医案

王某,女,80 岁,2019 年 10 月 15 日初诊。

主诉　记忆力下降 2 年余,加重半年。

现病史　患者 2 年前无明显诱因下出现记忆力减退,未予重视,半年来记忆力减退加重,伴有重复语言,情绪急躁,易激惹,精神行为无明显异常,日常生活基本自理。外院行脑电图检查提示波幅降低和 α 节律减慢,头颅 MR 显示全脑皮质及双侧海马轻度萎缩,MMSE 评分:20 分,MOCA 评分:8 分,ADL 评分:40 分,诊断为"阿尔茨海默病",予多奈哌齐治疗后,患者症状有所缓解。为求进一步治疗,来陈雷主任处求诊。刻下证:记忆力下降,反应稍迟缓,情绪低落,稍焦虑,神疲乏力,易气短汗出,偶有头晕耳鸣,入睡困难,大便稀。舌淡,苔薄白,脉细弱。

治疗　采用上述验方,隔日针灸 1 次,每周治疗 3 次。治疗 1 月后患者神疲乏力较前好转,精神可,夜寐情况改善。继续治疗 3 个月后,患者自诉记忆力较前稍好转,情绪及反应基本正常,气短汗出症状改善,配合药物治疗情况稳定。

按语

中国传统医学对阿尔茨海默病并没有直接的记述,根据其临床表现,可将其归为中医的"痴呆"或"呆病"等范畴。陈雷主任认为 AD 本虚标实,肾虚为本,痰瘀为标,基本病机是髓海失养,神机失用。《灵枢》提出"精成而脑髓生""五谷之津液,和合而为膏者,内渗入于骨空,补益脑髓"。肾藏精,精生髓,髓通于脑,肾精充足则脑髓得养,元神清明,肾精亏虚则髓海空虚,脑失所养。除了肾中的先天之精,脑髓同样需要后天水谷精微的濡养。脾胃为后天之本,脾胃虚弱则运化失司,痰浊内生,气血化生无源;心主神明,心失所养则行血不利,不能上润于脑。病程日久,痰瘀阻滞,上蒙清窍,脑络受阻,亦致脑髓失养,进一步加重患者症状。故陈雷主任认为,AD病位在脑,但与肾、脾、心三脏关系密切,选取督脉、肾经、脾经、胃经、心经穴位治疗本病为主。

针灸治疗 AD 治疗具有多层面、多途径、多靶点作用的优势。针灸可通过调控相关蛋白的表达,减少神经炎性斑和神经原纤维缠绕结的形成,抑制神经细胞凋亡;减轻中枢炎性反应和脑内抗氧化应激反应,保护神经元;以及改善能量代谢、促进突触功能的重建、上调细胞自噬活性水平等多种途径起到治疗作用,有效的延缓 AD 的发展。

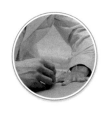

第四章 泌尿生殖系统疾病

慢性前列腺炎

慢性前列腺炎指各种病因引起前列腺组织的慢性炎症,可分为慢性细菌性前列腺炎和非细菌性前列腺炎。前者以病原体逆行感染为主,后者是由不同的原因引起炎症、免疫、神经内分泌共同作用下产生的病理变化,而出现以尿道刺激症状和慢性盆腔疼痛等为主的临床症状。

慢性前列腺炎病位隐蔽,常常延误治疗,治疗失当还会导致慢性前列腺炎反复发作,故此病病程缓慢,迁延不愈。病久可导致早泄、尿道功能异常,甚至引起肾炎等,对患者的身体健康造成一定的威胁。

西医常应用 α 受体阻滞剂、非甾体抗炎药、抗菌药物、抗胆碱能受体抑制剂、5-磷酸二酯酶抑制剂和抗焦虑药等药物对症治疗。但因前列腺独特的解剖结构,治疗时药物浓度在前列腺组织中较低,给该病治疗带来一定难度,且药物治疗具有一定的不良反应。而中医针灸治疗本病历史悠久,疗效明显,具有抗炎、免疫调节和神经调节的作用,可显著提高慢性前列腺炎患者的生活质量,在临床上受到医患的一致好评。

诊断

1. 有反复发作的下尿路感染。

2. 盆腔疼痛症状包括泌尿生殖区疼痛、射精痛、排尿疼痛、腹部/盆腔肌肉压痛等。

3. 下尿路症状包括储尿期症状(尿急、尿频、夜尿增多和急迫性尿失禁）、排尿期症状（排尿延迟、尿线细、排尿困难）或排尿后症状（尿不尽感、尿后滴沥）。

4. 精神心理症状包括焦虑和压抑、认知/行为异常、生活质量下降。

5. 性功能障碍主要包括 ED、性欲低下、射精功能障碍。

6. 前列腺按摩液、精液及前列腺按摩后尿液中白细胞数量升高，细菌培养结果阳性，同时卵磷脂小体减少。

7. "四杯法"或"二杯法"检查有明确感染部位。

验方

主穴 关元、气海、水道、中极、肾俞。

配穴 膈俞、血海、太冲、肝俞、命门、腰阳关、膏肓、太溪、曲池、委阳。

方义 取穴气海、关元可培元固本，温阳补肾；中极、水道可清利湿热，通利小便。肾俞强腰肾、利小便。气滞血瘀加膈俞、血海、太冲；肝气郁结加太冲、肝俞；肾阳不足加命门、腰阳关；肾阴亏虚加膏肓、太溪；湿热郁滞加曲池、委阳。

操作 主穴可腹背部隔日交替选取，随症配伍 2～3 个配穴。治疗时，根据取穴选择体位，75% 乙醇擦拭消毒，取 1.5～2 寸毫针依次进针，行针手法以捻转补泻为主，关元、中极等局部腧穴针刺时应以针感到达小腹、前列腺、阴茎等部位为佳。针刺得气后加电针，选择连续波通电 30 min，刺激强度以患者能耐受为宜；同时给予远红外线灯照射针刺局部，距离及强度以患者感觉温热舒适为宜，留针 30 min。每周 3 次，10 次为 1 个疗程。

医案

张某，男，38 岁，公司职员，2020 年 6 月 13 日初诊。

主诉 反复排尿疼痛、余沥不尽 1 年余。

现病史 患者 1 年前性交后出现排尿疼痛，小便淋漓不尽，伴腰酸膝软,劳累后加剧。至某西医院就诊,经西药静脉及口服给药,症状改善不明显,故至陈雷主任处求诊。病来胃纳欠佳,大便尚调,小便清长,淋漓不尽,舌淡苔白,舌下络脉红,脉细弦。

检查 前列腺按摩液及尿液:白细胞阳性。

治疗 采用上述验方,每周治疗3次。第1次针灸治疗结束后,患者即诉小便时疼痛偶作,余沥不尽明显改善。从第5次治疗时,患者小便时无明显疼痛,未见余沥不尽等症。治疗期间,嘱患者避风寒,畅情志,注意休息,忌房事、忌酒、忌辛辣刺激之品。2个疗程后患者基本痊愈。叮嘱患者此后需加强体育锻炼,杜绝不洁性行为和避免频繁性兴奋,保持适度规律的性活动,但不宜忍精不射。热水坐浴或局部热敷有助于缓解疼痛症状。

按语

祖国医学中并无有"慢性前列腺炎"之称谓,其症状与古医籍中论述"淋证""癃闭""精浊"等症状相似,应属其范畴。现代医学研究,针刺可使组织释放儿茶酚胺,从而抑制血管的通透性,减轻组织水肿及渗出,达到消肿抗炎、促进修复、调节分泌等功效,另外还能提高机体的细胞免疫功能或调整机体的体液免疫功能,从而提高机体的抗病杀菌能力。

《灵枢·本输》云:"三焦者……实则闭癃,虚则遗溺,遗溺则补之,闭癃则泻之。"故陈雷主任认为,本病证属本虚标实,本虚主要表现为脾肾不足,肾阳虚命门火衰,阳气无以化阴,膀胱气化失司;脾气虚水失健运,统摄无权,均致水液不通,小便不利。标实主要表现为湿热下注,气滞血瘀。施治时应分清虚实,然后再权衡轻重缓急,进行治疗。实证治宜清湿热、散瘀结、利气机而通水道;虚证治宜补脾肾,助气化,而达气化得行,小便自通的目的。

本病关键在于行针得气,局部针刺时应以针感到达小腹、前列腺、阴茎等部位为佳,而远部穴位针刺应以酸胀感为佳。若一时难以寻得针感,不可强求,需徐徐图之。

良性前列腺增生

　　良性前列腺增生（BPH）是因组织学上的前列腺间质和腺体成分的增生、解剖学上的前列腺增大而出现夜尿频多、排尿困难、尿急为主的下尿路症状，是引起中老年男性排尿障碍原因中最为常见的一种良性疾病。

　　现代医学认为此病不仅降低了患者生活质量，严重影响正常工作与生活，且作为一种缓慢进展的疾病，其症状随着患者年龄的增加而进行性加重，出现相应的并发症，甚至导致前列腺癌变。

　　西医治疗包括药物治疗与手术治疗，西药治疗疗效欠佳，长期服用存在不良反应，患者较为痛苦；而手术有局限性，易出现复发或术后并发症。目前中医针灸疗法作为一种安全、有效、适应病症广泛的"绿色疗法"，显示出其独有的优势，成为越来越多 BPH 患者的选择。

诊断

　　1. 尿频、尿急、夜尿增加及急迫性尿失禁等膀胱刺激症状；或有排尿踌躇、费力、尿线变细、尿流无力、排尿时间延长、尿末滴沥等排尿梗阻症状。

　　2. 常发生于年龄大于 50 周岁的中老年男性。

　　3. 超声波检查提示前列腺增生。

　　4. 直肠指检提示前列腺增大。

　　5. 尿流动力学检查及残余尿测定提示：最大尿流率＜

15 mL/s,残余尿量大于 50 mL。

验方

主穴　中极、膀胱俞、次髎、三阴交、肾俞。

配穴　关元、命门、肺俞、脾俞、足三里。

方义　中极、膀胱俞,两者脉气相通,均为脏腑、经脉之气血输注、聚集的部位,以疏通膀胱的气化而通小便;次髎、三阴交,两者均为临床治疗泌尿生殖系统疾病的常用穴,可疏通腰部气血,清利脾经湿热;肾俞强腰肾、利小便;肾气不固者加关元、命门补肾固本;肺脾气虚者加肺俞、脾俞、足三里补益肺脾。

操作　根据针刺穴位,取相应的体位。主穴每次必选,配穴随证选取。患者取合适体位,75%乙醇擦拭消毒,选用 1.5～2 寸毫针,针刺中极、关元时,需排尿后进行针刺,针尖朝向会阴部;肺俞、脾俞不可直刺、深刺;关元、命门针后加灸;肾俞、膀胱俞针刺得气后可加电针,选择连续波通电 30 min,刺激强度以患者能耐受为宜。每周 3 次,连续治疗 10 次为 1 疗程。

医案

徐某,男,64 岁,退休人员,2020 年 3 月 1 日初诊。

主诉　尿频、尿急、排尿困难半年余。

现病史　患者半年前尿路感染后,出现尿频、尿急、排尿困难,时觉小腹胀满拒按,排尿后缓解。曾当地卫生医院就诊,经西药治疗后,症状无改善。故至陈雷主任门诊求诊。病来胃纳可,大便尚调,小便难解,点滴而出,舌淡苔薄白,舌下络脉淡红,脉沉细。

检查　前列腺 B 超提示:前列腺增生,残余尿 70 mL。

治疗　采用上述验方,每周治疗 3 次。第 1 次针灸治疗结束后,患者即诉小便较前顺畅,腹胀明显改善。治疗 1 疗程后,患者尿频、尿急明显好转,未见排尿困难、腹胀等症状。治疗期间,嘱患者注意休息，忌房事、忌酒、忌辛辣刺激之品，适当行热水坐浴或局部热敷有助于缓解疼痛症状。再行 2 疗程治疗后患者上症基本痊愈。

按语

良性前列腺增生归属于中医学"癃闭""淋证"等病症范畴，早在《内经》中就有相关记载。《素问·灵兰秘典论篇》言："膀胱者，州都之官，津液藏焉，气化则能出矣。"又言："三焦者，决渎之官，水道出焉。"《素问·宣明五气论篇》则指明："膀胱不利为癃，不约为遗溺。"现代研究表明前列腺增生的发生、发展与体内性激素及其受体有关，而针灸可显著提高垂体与血清促黄体生成激素及促排卵激素水平，增加垂体生长激素含量，进而发挥其积极的治疗作用。

陈雷主任以为本病病位在膀胱，膀胱和三焦气化不利可导致本病的发生。而辨证之法，须从肺脾肾三脏入手，以宗《景岳全书·肿胀》篇有"凡水肿等证，乃肺脾肾三脏相干之病，盖水为至阴，故其本在肾；水化于气，故其标在肺；水唯畏土，故其制在脾。今肺虚则气不化精而化水，脾虚则土不制水而反克，肾虚则水无所主而妄行"之言。诸穴相配，彰显辨证施治及五脏一体观。

陈雷主任认为针刺疗效的关键在于是否气至病所，故治疗本病陈雷主任非常注重得气感，配以"苍龟探穴法"以行气、补气和探索针感，使针感由浅入深，最终达到前阴及尿道区域，以获得更好的治疗效果。

尿路结石

尿路结石(UC)是因多种复杂因素及不同病因引起泌尿系统各部位结石病,以腰腹绞痛、血尿,或伴有尿频、尿急、尿痛等泌尿系统梗阻和感染为主要症状。

较小的结石或者静止时,患者常没有任何不适感,或仅觉轻度腰腹部胀坠感,往往被忽视。较大的结石活动或下移时常出现腰腹部绞痛,程度重,难以忍受,常伴恶心呕吐、小便发红等症状。大的结石长期嵌顿,尿液排泄不能畅通,日久可致不可逆性肾功能损害,后果严重。

目前国内外治疗尿路结石的方法很多,包括体外排石、溶石、体外冲击波碎石、经皮肾镜取石、输尿管镜碎石等方法,但其对人体的损伤及禁忌证等仍不尽如人意;单纯的西药治疗效果亦不理想,且疗程长、不良反应大。近年来研究报告证明大多数尿路结石可用非手术方法治疗,特别是中医针灸疗法,在治疗尿路结石方面疗效显著、安全、无并发症,在保守治疗中有着不可忽视的作用。

诊断

1. 肾区或上腹部剧烈绞痛,并向会阴部放射。
2. 输尿管结石患者绞痛后出现肉眼或镜下血尿。
3. 膀胱刺激症状,下 1/3 段输尿管结石较多见。
4. 输尿管结石绞痛发作时常伴有恶心、呕吐。
5. X 线平片及静脉肾盂造影可发现结石。

6. 膀胱镜检查：可看到输尿管膀胱开口处结石。

验方

主穴 肾俞、京门、水道、关元、中极、飞扬。

配穴 阴陵泉、三阴交、委阳、然谷、足三里。

方义 针刺取肾俞、京门、关元旨在益肾助气化；中极、水道通利小便以助排石；飞扬为足太阳膀胱经之络穴，疏调膀胱、肾两经气机。委阳为三焦经合穴，配合阴陵泉、三阴交可利小便，止腰痛；然谷可升清降浊，以助排石；足三里有调理脾胃、扶正培元、通经活络之功。

操作 主穴每次必选，配穴随证选取。患者取合适体位，75%乙醇擦拭消毒，选用1.5～2寸毫针，针刺得气后，诸穴用平补平泻捻转提插复式手法，每穴运针刺激1 min，留针30 min，依次间歇运针刺激4次。每周3次，连续治疗10次为一疗程。

医案

钱某，男，51岁，职员，2020年11月10日初诊。

主诉 反复左腰痛伴血尿3月余。

现病史 患者3月余前在某西医医院行"左侧输尿管碎石术"后出现左腰部疼痛，反复出现尿血，劳累后加剧。再次至西医院就诊，经西药静脉及口服给药，症状改善不明显，故至陈雷主任求诊。病来胃纳欠佳，大便干，小便色红，舌红苔腻，舌下络脉红，脉弦滑。

检查 泌尿系B超提示：左侧输尿管结石。

治疗 采用上述验方，每周治疗3次。第1次针灸治疗结束后，患者即诉左侧腰痛明显缓解。并予中药方剂"石苇散加减"以清热利湿，通淋排石。治疗后第3天时，患者小便排出小颗粒，腰痛痊愈。嘱患者增加饮水以增加尿量，适当调整饮食，少摄入可乐及果汁饮料，减少动物蛋白摄入，多做跳跃运动。患者坚持治疗2

疗程后，无腰痛及血尿。

按语

祖国医学中并未有"尿路感染"之称谓，其症状与古医籍中论述"淋证"相似，属"石淋""砂淋""血淋"范畴。针灸不仅能有效放松尿道的平滑肌，减轻结石引起的疼痛，还能增加输尿管的蠕动功能，促进结石的排出。

《太平惠民和剂局方》对石淋的病机进行了高度概括："肾气不足，膀胱有热，水道不通，淋沥不宣。"《医学正传·淋闭》曰："原其为病之由，皆膏粱之味……郁遏成痰，以致脾土受害乏力，不能运化精微，清浊相混……渐成淋闭之候。"纵观百家，陈雷主任以为此病中医病机多因湿热下注，煎熬尿浊，日久结为砂石，淤阻尿管所致，而砂石淤滞日久势必影响脏腑气机及水液气化，故治疗以补肾益气助其气化、清热利湿行其淤滞为大法。

陈雷主任临证取穴不落窠臼，强调"辨证取穴"，每位 UC 患者取穴都有所不同，一方面是因为结石所处的位置不同，另一方面是患者表现出来的症状以及结石的大小不同，故出现选穴较为明显的差异性。取穴时体现少而精的原则和"远近结合"的原则，诸穴相伍，其效益彰。

四　　小儿遗尿

遗尿症俗称尿床,通常指 3 岁以上的小儿在熟睡时不自主地排尿。没有明显尿路或神经系统器质性病变者称为原发性遗尿。继发于下尿路梗阻、膀胱炎、神经源性膀胱等疾患者称为继发性遗尿。患儿除夜间尿床外,日间常有尿频、尿急或排尿困难、尿流细等症状。

小儿遗尿虽不会对患儿产生急性损害,但长期不愈会引起患儿注意力不集中、多动等学习障碍及焦虑、自卑等心理异常,严重影响患儿的身心健康。成功的治疗可使其自尊正常化,故小儿遗尿症的积极诊治具有重要的意义。西医治疗小儿遗尿常用抗利尿激素、抗胆碱能药及中枢兴奋药三大类药物,但因其不良反应大且停药后易复发,患儿家长难以接受。中医针灸治疗小儿遗尿具有悠久的历史和丰富的临床经验,疗效佳、痛苦少、依从性好,在非药物疗法中深得患儿家长的欢迎。

诊断

1. 不能从睡眠中醒来而反复发生无意识排尿行为。

2. 睡眠较深,不易唤醒。

3. 发作频率:3～5 岁,每周至少有 5 次遗尿,症状持续 3 月;5 周岁以上,每周至少有 2 次遗尿,症状持续 3 月,或者自出生后持续尿床,没有连续 6 月以上的不尿床期。

4. 实验室检查:尿常规、尿细菌培养未见异常,泌尿系统 B 超或可见膀胱容量小,腰骶部核磁共振检查或 X 线检查或可见隐性脊柱裂。

验方

主穴　肾俞、中极、关元、膀胱俞、太溪。

配穴　百会、神门、足三里、三阴交。

方义　肾与膀胱俞相表里,取中极、膀胱俞俞募配穴,使肾气充实,则膀胱约束有权;关元、肾俞、太溪补肾益气;睡眠深沉者加百会、神门;脾胃气虚、便溏纳差者取足三里、三阴交。

操作　患儿先取仰卧位,用 75% 乙醇擦拭消毒皮肤,浅刺百会、神门、关元、中极、三阴交、足三里,留针 10 min;次取俯卧位,针刺肾俞、膀胱俞、太溪,方法同上。后用王不留行籽贴于肾、膀胱、脑点、皮质下、枕、尿道区敏感点等耳穴,单耳,取三穴,隔日换一侧。或于关元、中极等穴行灸法(用艾绒搓成艾炷放置于针柄点燃 1~2 炷)。每周 3 次,10 次为 1 疗程。

医案

周某,男,7 岁,学生,2020 年 2 月 3 日初诊。

主诉　反复遗尿 3 年余。

现病史　患儿 3 年来反复出现夜间遗尿,平均 3~4 次/晚,疲劳后加重,家长、孩童苦于其害,故慕名前来寻陈雷主任诊治。病来患儿纳差,大便干硬,平素手脚偏凉。舌红,苔薄白,脉细。

检查　腰椎 X 片提示:无明显异常。

治疗　采用上述验方,每周治疗 3 次。3 次针灸治疗结束后,患儿家属诉患儿夜尿次数减少至 1~2 次/夜;从第 4 次治疗开始,加灸法(用艾绒搓成艾炷放置于针柄点燃 1~2 炷)。2 个疗程后患儿家长诉未再出现尿床现象,疗效满意,依前法继续巩固治疗 6 次。治疗结束 1 个月后患者家属前来致谢,未复发。

按语

　　小儿遗尿这一病症应属中医古籍所载"遗尿""遗溺"范畴，其最早见于《内经》"膀胱不约为遗溺"。针灸治疗可以提升患儿中枢神经的兴奋性，促进患儿尿道括约肌的收缩功能，有效提升患儿的尿液蓄积量，帮助患儿减少排尿次数。

　　《素问·经脉别论篇》曰："饮入于胃，游溢精气，上输于脾，脾气散精，上归于肺，通调水道，下输膀胱……"陈雷主任以为，此病病位主在肾与膀胱，而与其他各脏腑也有联系。小儿脏腑娇嫩，形气未充，脾常不足，肾常虚，故而水液不得布散，以传于下，封藏无度而致夜间妄行。肾与膀胱均属下焦，主司开阖，气化蒸腾水液并排泄废物，如沟渠一般，若肾气不足，不能温养下焦，下元虚寒则水道失约，开阖失司，从而导致遗尿。

　　陈雷主任善用针灸治疗小儿遗尿，依据本病病因病机选穴施术，采用温阳补肾、培元固涩法治疗下元虚寒之遗溺，健脾补肺、益气升清法治疗肺脾气虚之遗溺，清心滋肾、安神固涩治疗心肾不交之遗溺，清利湿热治疗肝经湿热之遗溺，并配合耳穴、艾灸疗法，均获得很好的临床疗效。

五　阳痿

　　勃起功能障碍（ED）是因躯体疾病、心理、环境等多种复杂因素影响下，出现阴茎持续不能达到或维持足够的勃起以完成满意的性生活等症状，病程在 3 个月以上。ED 是男性最常见的性功能障碍之一，尽管其并不是一种危及生命的疾病，但与患者的生活质量、性伴侣关系、家庭稳定密切相关，更是许多躯体疾病的早期预警信号，需要及早重视与干预。

　　西医治疗 ED 的方法主要包括口服药物治疗、海绵体内注射和阴茎假体植入，但存在患者不易接受、轻度阴茎疼痛、治疗费用昂贵等问题。历代中医医家对此病进行了大量的论述，并积累了丰富的临床经验，近几年来针灸治疗 ED 所具备的操作简单、经济安全、无不良反应等优点，在保守治疗中疗效明确，逐渐被更多的患者所接纳。

诊断

　　阴茎持续不能达到或维持足够的勃起以完成满意的性生活，病程在 3 个月以上者。

验方

　　主穴　关元、三阴交、肾俞。
　　配穴　命门、太溪、心俞、脾俞、足三里、志室、胆俞、曲骨、阴陵泉、太冲、内关。

方义 关元为元气所存之处,可以补充真元;三阴交为贯通肝脾肾三经的要穴,可以补益三阴虚损;肾俞可以培补肾气;命门、太溪温补肾阳;心俞、脾俞、足三里健脾益气,温补心阳;志室、胆俞以益肾宁神壮胆;曲骨、阴陵泉清下焦湿热;太冲、内关以疏肝解郁。诸穴合奏标本兼治之功,以温补肾阳为主,兼清湿热为辅。

操作 主穴每次必选,配穴以任脉、足太阴经穴及相应背俞穴随证选取。患者取合适体位,75%乙醇擦拭消毒,针刺时选用取1.5～2寸毫针,针刺得气后行平补平泻法,关元等局部腧穴针刺时应仔细探索针感,以针感到达小腹、会阴、阴茎等部位为佳,隔3～5 min行针1次。后于关元、肾俞、命门、志室等穴行灸法(用艾绒搓成艾炷放置于针柄点燃1～2炷)。每日针刺1次,单侧取穴,次日交换,每周3次,10次为1疗程,2疗程间隔7天。

医案

张某某,男,41岁,职员,2019年8月31日初诊。

主诉 同房勃起不坚伴腰膝酸软半年余。

现病史 患者半年余前因长时间熬夜工作后,出现同房时勃起不坚,白天腰膝酸软、精神萎靡、神疲健忘、夜尿频繁,自行购买六味地黄丸口服治疗后,上诉症状未见明显改善,故慕名前来寻陈雷主任诊治。患者患病以来纳差,大便尚正常,小便频,舌淡、苔白,脉沉细。

检查 泌尿系B超:慢性前列腺炎。尿常规:未见明显异常。

治疗 采用上述验方,每周治疗1次。1疗程治疗结束后,患者复诊告知腰膝酸软、精神萎靡、神疲健忘、夜尿频繁等症较前明显好转,行房事时勃起功能改善。第2疗程治疗开始,加灸法(用艾绒搓成艾炷放置于针柄点燃1～2炷)。并嘱患者增加体育运动、控制体重,改变不健康的饮食和生活习惯,如烟酒、少运动、睡眠不足或质量欠佳,排除精神心理压力。连续巩固治疗5次,上症已愈。

按语

　　祖国医学中并未有"勃起功能障碍"之称谓,其症状与古医籍中论述"阴痿""筋痿"等症状相似,应属其范畴。明代《慎斋遗书》中开始用"阳痿"这一病名并沿用至今。现代临床医学发现,中西医结合治疗此病具有明显优势。近年来众多学者研究其作用机制,考虑可能与刺激神经末梢并诱导神经冲动,进而影响中枢神经系统中去甲肾上腺素、乙酰胆碱及其生物酶的水平有关。

　　《临证指南·阳痿》:"又有阳明虚则宗筋纵,盖胃为水谷之海,纳食不旺,精气必虚,况男子外肾,其名为势,若谷气不充,欲求其势之雄壮坚举,不亦难乎？治唯通补阳明而已。"故陈雷主任认为,本病关键在于"宗筋"的功能强弱,"宗筋"依赖于肝肾的濡养。肝肾亏损之时,肝郁气滞,气滞血瘀,经络不通,气血不畅,使宗筋有失濡养,疲软无力;或因肾气不足,肾精亏虚,造成命门火衰,真阳衰微,精气失于输注宗筋致痿软无力。故陈雷主任常取"补肾养肝,调神养心"之腧穴以"辨证施治"。

　　陈雷主任临证亦善用温针灸,取其"以温促通"和"以温达补"功效。将艾灸的温热刺激作用,通过针灸针传导在穴位上,针对引起本病的虚、瘀、寒等病因,产生益气生火、补助正气、温通经络、通宣气血等功效,使得肝气郁结者经络通畅调达,肾精亏虚者虚弱肾气得补,以达通中有补、补中有通、通补互用的目的。

早泄(PE)是因心理、阴茎局部性、泌尿、内分泌及神经等系统疾病因素,而引起的射精功能障碍,以性交之始即行排精,甚至性交前即泄精,不能进行正常性生活为主要表现,发病率占成年男子的 1/3 以上。

该病是男科临床中的常见病,发生率较高,其病因及发病机制迄今仍未有一个公认的学说来阐明,也没有一个客观、可靠的方法来进行检测。但早泄严重地影响了患者及其配偶的性生活质量,给患者的精神与肉体造成极大伤害,同时不规范的诊治给患者和临床医生带来了很大的困扰。

西医目前一般采用行为疗法、局部麻醉法、三环类抗抑郁药和选择性 5-羟色胺再摄取抑制剂。然而,没有一种疗效得到广泛的认可,并有疗效不确切、治疗费用昂贵等缺点。祖国医学治疗该病历史悠久,其中针刺治疗有其独特的疗效,近年来成为众多学者的研究热点,在治疗 PE 上积累了大量临床经验,得到了广大 PE 患者的青睐。

诊断

性交时,阴茎尚未插入阴道、双方尚未接触或刚接触,或插入后不足 1 分钟即行射精,以致不能进行正常的性交,持续 1 个月以上。

验方

主穴　八髎、肝俞、肾俞、关元。

配穴　三阴交、合谷、太冲、足三里。

方义　八髎穴属于足太阳膀胱经，行调理经气、强腰壮骨、行血散瘀和补益阳气之效；肝俞穴疏肝解郁理气，滋阴壮阳；肾俞穴为滋补肾阴阳之要穴，补益填精，振奋肾脏之元气；关元补肾益气；三阴交穴健脾除湿、补益肝肾；合谷为阳明经之穴，而阳明经为多气多血之经，偏于补气血以及活血；太冲为厥阴经之穴，而厥阴经为少气多血之经，偏于补血及调气；足三里健脾胃、补气血。

操作　患者取合适体位，用75％的乙醇棉球常规皮肤消毒后，使用0.3 mm×50 mm毫针，先针八髎穴，斜刺进针得气后行提插法，使其针感放射至臀部、会阴、阴囊、阴茎等；太冲穴和合谷穴0.3 mm×25 mm毫针，使出现酸胀感，每隔10 min采用提插法行针1次。其余穴位用0.3 mm×40 mm毫针进针得气后加电针。每周3次，10次为1疗程。

医案

陈某某，男，40岁，个体户，2020年3月6日初诊。

主诉　发现射精过快3年余。

现病史　3年余前患者与人争吵后突发胸闷、血压升高等症，随后发现行房射精过快，劳累、生气后加剧，致夫妻性生活质量下降。至某市级医院就诊，行心理、药物等（具体不详）治疗，未见明显改善，故慕名前来寻陈雷主任诊治。胃纳一般，小便色黄，大便干，夜寐欠安，舌红，舌下络脉红，脉弦。

检查　B超检查示：慢性前列腺炎。尿常规：未见明显异常。

治疗　采用上述验方，每周治疗3次。治疗1周后，患者复诊告知行房事时射精过快症状改善，心情舒畅、睡眠安稳，嘱患者继续治疗。第 2 疗程治疗开始，加灸法（用艾绒搓成艾炷放置于针柄点燃 1~2 炷）。并嘱患者切勿与人争吵，保持平常心，增加体育运动、改变不健康的饮食和生活习惯。连续巩固治疗 3 次，患者诉上症明显改善。

按语

祖国医学中并未有"早泄"之称谓，其症状应属中医"鸡精"范畴。早泄从根本上说是射精所需要的刺激阈值太低，对射精的随意控制力不够，而针刺腧穴对人体病理情况下不同的功能状态具有良性的双向调整作用。现代医学认为早泄与大脑皮质抑制过程减弱及高级性中枢和骶髓射精中枢兴奋性过高有关，而针刺可调节大脑皮质的功能活动，降低高级性中枢和骶髓射精中枢的兴奋性而对早泄起到治疗作用。

《素问·六节藏象论篇》曰："肾者，主蛰，封藏之本，精之处也。"而《证治概要》曰："凡肝经郁勃之人，于欲事每迫不遏，必待一泄，始得舒快。此肝阳不得宣达，下陷于肾，是怒之激其志气，使志气不得静也。肝以疏泄为性，既不得疏于上，而陷于下，遂不得不泄于下。"治疗该病陈雷主任多以"心、肝、肾"三脏论治，其制在心，其动在肝，其藏在肾。若心、肝、肾三脏的功能异常，如肝湿热下注、肝气不舒、肝郁化火；心肾不交、心火独亢；肾虚不固可导致疏泄不利，封藏失职，神明失守而致精关约束无权，精关易开而早泄。

本病关键在于行针得气，针八髎穴时，斜刺进针得气后行提插法，使其针感放射至臀部、会阴、阴囊、阴茎等。若一时难以寻得针感，不可强求，需徐徐图之。

七　痛经

痛经指女性行经前后或月经期出现下腹部疼痛、坠胀，伴有腰酸或其他不适，症状严重影响生活质量者。痛经分为原发性痛经（PD）和继发性两类（SD），PD指生殖器官无器质性病变的痛经，好发于青春期和育龄期女性；SD指由盆腔器质性疾病，如子宫内膜异位症、子宫腺肌病等引起的痛经。该病发病时，疼痛部位以下腹部最常见，严重时可放射至后腰部和大腿内侧，还可伴有恶心、呕吐、腹泻、大汗淋漓等症状，严重影响女性的身心健康以及生活质量。

西医治疗痛经常推荐应用非甾体抗炎药和激素避孕药，但非甾体抗炎药可引起恶心、头痛、嗜睡等胃肠道和神经系统的不良反应；而考虑到育龄期妇女的生育需求，她们往往放弃避孕药的使用。

作为中医学重要组成部分，针灸治疗PD不良反应小，疗效确切，许多中医典籍中均有针灸治疗痛经的记载。现代学者研究发现，有针灸参与治疗的原发性痛经的疗效优于药物治疗，同时针灸也是经世界卫生组织认可的痛经疗法。

诊断

1. 疼痛多自月经来潮后开始，最早出现在经前12h，以行经第1日疼痛最剧烈，持续2～3d缓解，疼痛常呈痉挛性，通常位于下腹部耻骨上，可放射至腰骶部和大腿内侧。

2. 可伴有恶心、呕吐、腹泻、头晕、乏力等症状，严重时面色发白、出冷汗。

3. 妇科检查无异常发现。

验方

主穴 中极、次髎、地机、三阴交。

配穴 气海、太冲、肾俞、足三里、照海。

方义 中极属任脉经穴，通于胞宫，灸之可调理冲任，温通胞脉；次髎穴临近二阴，为治疗痛经之要穴，也是八髎穴中最常用的腧穴；地机是脾经的郄穴，既可健脾利湿，又可调血通经止痛；三阴交，调气行血，配合地机穴痛经可止；气海为任脉经穴，通于胞宫，可理气活血，调理冲任；太冲为足厥阴原穴，有舒肝解郁、调理气血的作用；肾俞、照海补养肝肾，调理冲任；足三里补脾胃、益气血，气血充足，胞脉得养，则冲任自调。

操作 患者取合适体位，用 75％ 的乙醇棉球常规皮肤消毒后，使用 0.3 mm×50 mm 毫针，常规进针得气后，根据辨证，行提、插、捻、转，或用补法，或用泻法。后于中极、次髎、气海等穴行灸法（用艾绒搓成艾炷放置于针柄点燃 1～2 炷）。每于行经前 1 周起针刺，至行经结束，每日针刺 1 次，每次留针 30 min，共治疗 3 个月经周期。

医案

叶某某，女，21 岁，学生，2019 年 5 月 6 日初诊。

主诉 反复行经前腹痛 6 年余。

现病史 患者 6 年余前游泳受凉后出现痛经，此后每行经前 1 天开始腹痛，行经第 1～2 天疼痛最剧烈，持续 2～3 天缓解，疼痛呈痉挛性，得温痛减。疼痛剧烈时服用布洛芬缓释胶囊以止痛。近日经期将至，腹痛难忍，故前来寻陈雷主任诊治。胃纳一般，二便无殊,夜寐尚可,舌红,苔白,舌下络脉红,脉沉。

月经史 患者 13 岁初潮,平素月经规律,月经周期 28 天左右,经期 5～7 天。末次月经:2019 年 4 月 8 日。

检查 妇科检查及 B 超检查无异常。

治疗 采用上述验方,首次患者经期已至,行针刺治疗 1 次后,当日患者腹痛得减,嘱患者如无有疼痛,于下次经前 7 天开始治疗,直到月经来潮第 1 日止,隔日一次,以 1 个月经周期为 1 疗程,连续 3 个疗程。患者第 2 日未至门诊就诊,待下月经前 7 天患者再次至陈雷主任门诊行针刺治疗,此次经期患者诉未感明显疼痛。连续 3 月行针治疗后患者均未诉行经腹痛。嘱患者平素经前切勿进食生冷、保持腹部温暖,适当行跑步、跳绳等锻炼。

按语

现代医学的原发性痛经,属于中医学"经行腹痛"的范畴。针刺本病通过调节患者内分泌,使子宫内膜释放疼痛递质,降低前列腺素含量,激活患者中枢阿片受体,从而起到抑制宫缩和镇痛效果;还能降低患者的炎症反应,维持子宫血循环和缓解子宫痉挛性收缩,起到止痛作用;总之,通过针刺,可以改善患者的血液高凝状态,改善患者血液循环,起到了理想的缓解疼痛效果。

《诸病源候论》中记载:"故月水将行之际,血气动于风冷,风冷与血气相击,故令痛也。"陈雷主任认为,该病主要病机在于冲任虚寒、气滞血瘀为主,该类女子容易肝气不舒、气机不畅,气行则血行,气滞而血瘀,血滞于胞中则引起疼痛。因此对痛经治以温经散寒、舒肝化瘀为主。

陈雷主任临证善用温针灸,取其"以温促通"和"以温达补"功效。使得冲任虚寒者阳气得补,气滞血瘀者经络得通,以达通中有补、补中有通、通补互用的目的。

闭经是因各种疾病导致女性生殖轴和激素等异常,而出现体内病理生理变化,引起的各种妇科疾病,特指育龄女性中出现的月经缺失现象。尽管闭经不威胁生命,但其常伴骨质疏松、不育、生长迟缓和心理障碍等问题,甚至有增加患恶性肿瘤的风险。

西医治疗闭经的主要方法为激素的周期疗法,其可出现恶心、呕吐及腹泻,长期服用还有致子宫肥大等不良反应,患者因畏惧不良反应而依从性差,而且停药后极易反复。从古至今针灸疗法作为中医学的特色外治法,在治疗闭经上具有独特的优势,临床实践中取得较好的疗效,不良反应小,其临床作用不可替代。

诊断

年龄超过 18 岁,仍不见月经来潮,或者已经形成月经周期,但又连续中断 3 个月以上者。

验方

主穴　关元、三阴交、肝俞、脾俞、足三里、肾俞。

配穴　阴陵泉、复溜、太冲、合谷、血海。

方义　关元为任脉经穴、小肠募穴,任脉为阴脉之海,三阴交配关元调理肝、脾、肾及冲、任二脉;肝藏血,脾统血,取肝俞、脾俞以调血。脾为后天之本,配足三里健脾养胃以调生化之源,肾为先天之本,与关元相配以补肾气;阴陵泉、复溜以利水渗湿、益气补肾;太冲穴以疏肝解郁;合谷、血海善行气活血化瘀。纵观全方,以补气血为主,兼以理气活血,益其源,调其流,共奏其效。

操作 主穴每次必选,配穴足太阴脾经、足少阴肾经随证选取。患者取合适体位,75%乙醇擦拭消毒,腹部穴位行灸法(用艾绒搓成艾炷放置于针柄点燃1~2炷),留针20 min。改变体位取背部穴位,行灸法1~2炷,留针20 min。每周3次,10次为1疗程,休息5天,继续下个疗程。

医案

李某,女,18岁,学生,2019年12月3日初诊。

主诉 闭经1年余。

现病史 13岁初潮,基本规律,周期28~30天,经期5天,经量中等,无痛经、无血块。末次月经2008年10月20日。1年余前因学习紧张,成绩欠佳,出现食欲不振,性情急躁,2~3月行经1次,并逐渐闭停。经口服黄体酮、中药等未效。现症:乏力纳呆,头昏头痛,失眠多梦,少腹时有胀痛,二便调。故慕名前来寻陈雷主任诊治。舌红苔少,脉沉细。

治疗 采用上述验方,每周治疗3次。经治疗4个疗程后,患者诉经水复潮,量少色黯。嘱患者继续治疗。治疗期间,嘱患者注意调节情绪,保持乐观豁达的心态,加强体育锻炼,增强体质,劳逸结合,生活起居有规律。治疗3个月后月经正常。再随访3个月未复发。

按语

祖国医学中并未有"闭经"之称谓,本病属于中医妇科中的"血枯""女子不月""月事不来""经水不通""经闭"范畴。本病发病原因错综复杂,有遗传、发育、内分泌、免疫、精神因素等原因,也可由肿瘤、创伤以及药物导致。现代医学认为针刺在本病时，可调节女性内分泌，稳定下丘脑-垂体-卵巢性腺轴功能，以恢复和维持正常的月经周期。

　　陈雷主任认为本病不外乎虚实两类，虚者乃精血不足，血海空虚；实者气滞血瘀。应遵循"虚者补之，实者通之"的原则。根据卵巢周期性变化及其对子宫功能的影响以及月经周期各阶段的不同，虚者予以补肝肾、健脾土，佐以活血，为月经来潮准备物质基础；实者以益气养血，活血调气，助以引血下行，促进月经来潮。

月经先后不定期

月经不按正常周期来潮，时或提前，时或延后在 7 天以上，且连续三个月经周期者，称为"月经先后不定期"，是因心理、寒冷、饮食等多种因素引起，以月经紊乱为特征的疾病。如仅提前错后三五天，不做"月经先后不定期"论。青春期初潮后 1 年内及更年期月经先后无定期者，如无其他证候，可不予治疗。

随着生活节奏的加快、工作压力的增大以及不良的生活习惯等因素的影响，该病的发病率呈逐年上升的趋势，若未能及时给予有效的治疗和调理，降低生活质量，影响身心健康，甚至增加子宫内膜癌等疾病的发病风险，对女性生殖系统健康造成严重影响。

目前，西医治疗应用孕激素、雌激素等药物，但通常疗效不甚理想，加上药物不良反应较多，患者接受度较低。祖国医学中针刺疗法治疗该病具有独特优势，临床效果满意并且可以避免应用激素带来的潜在危险，在临床上受到广大患者的青睐。

诊断

月经周期时或提前或延后 7 天以上，连续 3 个周期以上者。

验方

主穴　①经早：关元、血海；②经迟：气海、气穴、三阴交；③经乱：处方：关元、三阴交。

配穴 ①经早：太冲、曲池、三阴交、然谷、行间、地机、足三里、脾俞；②经迟：归来、天枢、命门、太溪、足三里、脾俞、膈俞、蠡沟；③经乱：太冲、肝俞、期门、肾俞、太溪、水泉。

方义 ①经早：关元属任脉经穴，又是足三阴经的交会穴，"冲脉起于关元"，故关元是调理冲任的要穴；合血海以调血。冲任调和，经血则按而行。实热者配曲池、太冲以清解血分之热。虚热者，配三阴交、然谷以益阴清热。郁热者配行间、地机以疏肝解郁，清泻血分之热。气虚者配足三里、脾俞益气摄血。②经迟：肾气旺盛，月经才能应时来潮，气海是任脉经穴，气穴是肾经和冲脉之会，二穴相配有调和冲任的作用；三阴交为足三阴经之会，益肾调血，补养冲任。寒实者灸阳明经穴天枢、归来以温通胞脉，活血通经；虚寒者加灸命门、太溪，温肾壮阳以消阴翳；血虚者加足三里、脾俞、膈俞，调补脾胃以益生血之源；气滞者取蠡沟疏肝解郁，理气行血；③经乱：关元与三阴交相配可和肝补肾，调理冲任。冲任调和经血才能应时来潮。配太冲、肝俞、期门以疏肝解郁；肾俞、太溪、水泉调补肾气，以益封藏，则血海蓄溢有时，经可调。

操作 取任脉和足三阴经穴为主。患者取合适体位，常规75%乙醇擦拭消毒，使用0.3 mm×50 mm毫针，常规进针。经早治以清热调经，实证用泻法，虚证用补法，气虚者针灸并用；经迟治以温经和血，针灸并施；经乱治以调补肝肾，酌情补泻。1周3次针刺治疗，每次留针30 min，连续治疗10次为1个疗程。

医案

韩某某，女，20岁，学生，2020年8月31日初诊。

主诉 月经延迟半年余。

现病史 患者半年前减肥后开始出现月经延迟，经期2至4天，量少色淡，质清稀，无痛经，伴纳差、肢倦乏力、心悸、寐差，白带清稀。舌胖质淡，苔白，脉沉细。末次月经：2020年8月10日，量、色、质同前，现仍未至。故慕名前来寻陈雷主任诊治。

治疗　采用"经迟"验方,告知患者每逢月经来潮前针治,每日1次,予以补法。第1次治疗结束后,患者月经量较前稍增多,色红。嘱其治疗期间避风寒、畅情志,注意休息,适当运动。经过3个疗程治疗,患者月经周期正常,诸症痊愈。

按语

祖国医学认为月经先后不定期属于"月经衍期""月经量多""崩漏""经乱"等疾病范畴,其基本病机与先天肾气不足、肝气郁结、外感六淫、多产房劳、七情所伤等因素密切相关,还可因器官功能失常、气血失调、精神抑郁而致冲任二脉损伤,最终导致病发。针刺治疗可以通过调节下丘脑-垂体-卵巢轴作用,提高机体内的激素水平,恢复正常月经周期。

陈雷主任临证时根据该病的不同病因病机,将其分为"经早""经迟""经乱",并依据月经周期的不同阶段中阴阳消长以及气血充盈变化的特点来进行选穴,在卵泡期针刺血海、三阴交、太溪、水泉等穴,并配合呼吸补泻法,健脾养血。天癸血足则可促使卵泡生长,排卵期先以龙虎交战法快刺肝俞、太冲等穴,达疏肝理气之功,后针刺三阴交、天枢、归来、子宫,共奏补脾胃、调冲任、益肝肾之效,以促进卵子的排出。此中关键,需熟练掌握"辨证施治"之法门,须根据每个患者不同特点予以施针,切勿循规蹈矩。

不孕不育

不孕不育(SI)是指一年以上未采取任何避孕措施,性生活正常而没有成功妊娠。该病是由各类复杂原因及因素引起,以男性不育和女性不孕为特征。

该病是一种全球性问题,影响到 $10\% \sim 15\%$ 的育龄夫妇。有统计显示全球范围内不孕症发病人群已达 9 000 万,可能与生殖系统病变、排卵功能障碍等因素有关,已成为严重危害夫妻感情、家庭乃至社会稳定的重要疾病,也是临床重点研究的生殖健康难题。

现代医学主要的治疗手段包括:药物治疗、外科手术治疗、人类辅助生殖技术。药物和手术治疗可取得一定效果,但治疗效果并不十分理想,也无法治愈,甚至具有一定的风险。人类辅助生殖技术价格高,成功率低等因素也让多数人望而却步。

近年来研究发现针刺治疗方式具有其独特的优势,疗效明显、安全性高、易于接受,可进一步提高患者受孕成功率,得到了越来越多的患者青睐。

诊断

未采取避孕措施,有规律性生活至少 12 个月未能获得临床妊娠。

验方

主穴　肾俞、气穴、然谷、关元。

配穴　三阴交、足三里、命门、气海、丰隆。

方义　肾藏精,主生殖,肾气旺盛,精血充足,冲任调和,乃可摄精成子。故取肾俞、气穴、然谷三穴相配,以补益肾气,调理冲任;关元为任脉和足三阴经的交会穴,补益精血;三阴交、足三里可调补生化之源;督脉经穴命门,可暖宫散寒;气海以壮阳,增强暖宫散寒的作用;丰隆健脾化痰。

操作　主穴每次必选,配穴按任脉、督脉、足太阴脾经型、足阳明胃经型随证选取。患者取合适体位,常规75％乙醇擦拭消毒,使用0.3 mm×50 mm毫针,常规进针得气后,根据辨证,行提、插、捻、转,或用补法,或用泻法,下腹部穴得气,针感至会阴处,下肢穴针感至少腹处,隔日针刺1次,每次留针30 min,连续治疗10次为1个疗程。

医案

钱某,女,29岁,私企员工,2020年9月11日初诊。

主诉　不孕3年。

现病史　患者2017年结婚,分别于2016年、2017年自然流产1次后至今未避孕未孕,初潮14岁,月经周期35～40天,经期5天,月经量中,色黯红,有血块,伴痛经。2019年11月开始月经2～3个月一行,经期5天,量、色、质同前。故慕名前来寻陈雷主任诊治。今月经周期第11天,腰酸腹坠,神清,精神可,纳谷不香,寐可,夜尿清频,大便可,舌黯,苔薄,脉细。

检查　输卵管造影、性激素六项、妇科彩超及妇科检查未见明显异常。

治疗　采用上述验方,隔日1次。嘱其治疗期间,避风寒,保持心情舒畅,适当运动。第1疗程结束治疗后,患者诉月经正常,月经量中,色红,无血块、无痛经,并配合西药治疗备孕。第2疗程治疗开始,加用灸法,肾俞和关元加灸,温热为度,患者自诉仍在备孕,纳寐可,月经规律。第3疗程结束后,患者仍未怀孕,告知患者暂停治疗,休息1周后继续治疗,后未见复诊。后随访患者顺产足月女婴。

按语

祖国医学中并未有"不孕不育"之称谓,属中医"无子""断续""绝子""滑胎"等范畴。针刺治疗具有调节免疫的作用,从而改善丘脑-垂体-卵巢轴功能,纠正生殖内分泌紊乱,提高受孕成功率。

《内经》明确了"肾-天癸-冲任-胞宫轴"理论,肾为先天之本,肾气充足则正气旺盛。故而陈雷主任认为本病病机属本虚标实,以肝肾亏虚为本,以肝郁、血瘀、湿热为标。以"标本兼治"为原则,选取任脉、督脉、足太阴脾经、足阳明胃经穴治疗本病为主。针刺治疗消痰散瘀、益肾解郁较强,针对该病的内在因素,可有效保证其治疗效果。

本病关键在于是否气至病所,陈雷主任注重针刺得气感,配以"苍龟探穴法"以行气、补气和探索针感,下腹部穴针感至会阴处,下肢穴针感至少腹处,以获得更好的治疗效果。

子宫脱垂

　　子宫脱垂是因外伤、产后、发育异常、营养不良、衰老等因素影响，出现子宫从正常位置沿阴道下降，宫颈外口达坐骨棘水平以下，甚至子宫全部脱出于阴道口以外等症状，常合并有阴道前壁和（或）后壁膨出及膀胱尿道和直肠膨出。

　　此病可引起患者排尿困难、腰骶部酸痛、生殖系统感染及尿失禁等并发症，除了有强烈坠重感、局部红肿糜烂外，还会造成痛经、不孕等危害，对患者生活质量带来严重影响。

　　在子宫脱垂治疗中，现代医学应用手术方法较多，但存在创伤大、恢复慢、复发率高等不足，且患者肌肉与神经功能无法恢复。近年来大量学者研究认为针刺疗法在临床上，对于治疗子宫脱垂具有较好的治疗效果，其独特优势被广大医务人员和患者所肯定。

诊断

　　根据患者表述有疑似病患后，通过常规妇科检查确诊。将病情按子宫脱出程度可分三度：①Ⅰ度：子宫颈在坐骨棘之下阴道口之间，不出阴道口；②Ⅱ度：子宫颈及部分子宫体脱出阴道口外；③Ⅲ度：整个子宫体脱出于阴道口外。

验方

　　主穴　百会、气海、关元、子宫。

配穴 维道、足三里、三阴交。

方义 百会为督脉经穴，位于巅顶，是下病上取、陷者举之的意思；气海属任脉，通于胞宫，可调补冲任、益气固胞；关元可补益肾气，固摄胞宫；子宫穴为经外奇穴，是治疗阴挺的有效穴位；维道为足少阳、带脉之会，能维系带脉、收摄胞宫；足三里、三阴交健脾益胃、升补中气。诸穴相合，具有益气升阳、固摄胞宫的作用。

操作 主穴每次必选，配穴按足少阳胆经型、足太阴脾经型、足阳明胃经型随证选取。患者取合适体位，常规75％乙醇擦拭消毒，使用0.3 mm×50 mm毫针，常规进针得气后，行补法，隔日针刺1次，每次留针30 min。同时进行灸法治疗，取穴会阴部，方法：将点燃的艾卷放入长1尺长的硬纸桶内，使患者做膝肘卧式进行熏灸，隔日1次，每次30 min，连续治疗10次为1个疗程。

医案

孙某某，女，36岁，家务，2020年6月23日初诊。

主诉 发现Ⅱ度子宫脱垂3年余。

现病史 患者3月前因二胎后出现子宫脱垂，病来腹部下坠感，伴腰痛、尿频尿急，月经规律，月经周期28天，经期5～7天，月经量中，色黯红，有血块，伴痛经。苦病久矣，故慕名前来寻陈雷主任诊治。胃纳一般，二便调，舌淡苔薄白，舌下络脉淡红，脉细缓。

检查 子宫B超：子宫糜烂，Ⅱ度子宫脱垂，子宫腺肌病。

治疗 采用上述验方，隔日1次。治疗2个疗程后，患者即诉腰痛舒缓，无明显尿频尿急，痛经较前明显改善。继续治疗2个疗程，患者诉腹部下坠感减轻，余诸症未见明显反复。嘱患者平素切勿劳累，适当加强体育锻炼，增强体质，劳逸结合，生活起居有规律，切勿搬重物、努便等增加腹压等活动。再治疗1个疗程后，患者再次子宫B超检查提示：Ⅰ度子宫脱垂。患者甚欢，继续坚持治疗5疗程后，该病痊愈。

按语

　　祖国医学中并未有"子宫脱垂"之称谓,其症状与古医籍中论述的"阴挺""阴脱"等症状相似,应属其范畴。针刺治疗本病可以加速患者盆腔内血液循环,增加患者子宫韧带张力,对子宫平滑肌收缩力有恢复作用,从而使子宫脱垂患者症状得到缓解。

　　陈雷主任认为,由于患者多因体质虚弱,产育过多,损伤脾肾,脾气不足,中气下陷,肾气亏损,以致带脉失约,冲任不固,无力维系胞宫,子宫韧带松弛,则子宫失去悬吊与支持作用而下降,发生脱垂。根据虚者补之、陷者升之的治疗原则,升阳举陷、补气升提,以达到治疗目的。

　　本方关键在于施灸于会阴部,陈雷主任擅用灸法,认为艾叶辛温走窜,入十二经络,能通达诸经,且艾叶温中有补,既能温补阳气,又能通理气血,更能补气升提,针灸合用,其效彰彰。

尿道综合征(US)是由于尿道外口解剖异常、尿道远端梗阻、泌尿系感染以及局部化学性、机械性刺激等各类因素,引起尿频、尿急、尿痛等症状,但膀胱和尿道检查无明显器质性病变的一组非特异性症候群。

由于对此病认识不足,很多被误诊为尿路感染而长期用抗生素治疗,不但无效,反而会带来抗生素引起的一些不良反应,也给患者造成不必要的经济损失和精神痛苦。

现代医学包括药物治疗、介入治疗、电刺激治疗、手术治疗等,具有一定临床疗效,但是药物具有不良反应、无法根治,且具有一定手术风险。近年来针灸疗法治疗此病在临床实践中取得较好的疗效,它起效快,且不良反应少,依从性、耐受性较好,在保守治疗中发挥着不可替代的作用。

诊断

1. 如尿频、尿急、尿痛、排尿困难及尿潴留等。
2. 排除尿路感染。
3. 3次中段尿细菌计数阴性。
4. 膀胱镜、超声检查排除器质性病变。
5. 女性妇科检查未见异常。

验方

主穴　膀胱俞、中极、阴陵泉、行间、太溪。

配穴　合谷、外关、委阳、然谷、血海、三阴交、气海、水道。

方义　取膀胱俞和中极以疏利膀胱气机，配脾经合穴阴陵泉以利小便，使气化复常，小便通利，取通则不痛之意。因肝脉络阴器，故取肝经荥穴行间，以泻本经气火而定痛。太溪为肾经原穴，取之益肾水而清其源。合谷、外关以清热；委阳、然谷以排石；尿血加血海、三阴交；气海、水道益气利水。

操作　主穴每次必选，配穴按足厥阴肝经型、足太阴脾经型、足阳明胃经型随证选取。针刺前患者排空小便，后取合适体位，常规 75％乙醇擦拭消毒，使用 0.3 mm×50 mm 毫针，常规进针得气后，根据辨证，行提、插、捻、转，或用补法，或用泻法，针刺中极穴位时，针感须向下阴部放射，其他腧穴以患者自觉有酸胀麻感为度。隔日针刺 1 次，每次留针 30 min，连续治疗 10 次为 1 个疗程。

医案

钱某某，女，45 岁，职员，2020 年 6 月 12 日初诊。

主诉　尿频、尿急、尿痛 1 年余。

现病史　患者 1 年余前劳累后出现尿频、尿急、尿痛，伴右侧腰部阵发性剧痛，至卫生院行泌尿系 B 超示：右侧输尿管下段结石，予以消炎、排石等药物治疗，排除碎石腰痛明显缓解，尿频、尿急、尿痛反复发作，行尿常规检查提示：白细胞阳性，诊断为"尿路感染"，经抗生素治疗（具体不详）后，尿常规提示正常，上症未见明显好转。故慕名前来寻陈雷主任诊治。病来胃纳可，大便调，舌红苔黄，脉弦数。

检查　右腰部肾区压痛、叩击痛（＋）。泌尿系 B 超：右侧输尿管下段小结石。

治疗 采用上述验方，每周治疗 3 次。2 次针灸治疗结束后，患者即诉尿频、尿急、尿痛缓解，右侧腰部疼痛好转。第 1 疗程治疗结束后患者自诉小便排出小石粒，尿频、尿急、尿痛症状较前明显好转。嘱其治疗期间，避风寒，注意休息，多饮开水，避免久坐，适当运动。治疗 3 个疗程后基本痊愈，未见复诊。

按语

纵观中医古籍，虽无"尿道综合征"的病名，但从其临床表现及发病机制来看，当属祖国医学"淋证"范畴。针灸治疗尿道综合征具有较好的疗效，通过刺激骶神经持续抵达盆底和阴部，调节膀胱及局部肌肉收缩、舒张功能，改善尿道功能障碍。

《证治汇补》说："心肾全郁，遂使阴阳乖格，清浊相干，蓄于下焦膀胱，而水道涩焉。"《丹溪心法·小便不通》中说："提其气，气升则水自降，益气承载其水也。"故陈雷主任认为该病的发生与肾、肝、脾等脏腑密切相关，故应选取足厥阴肝经、足太阴脾经、足阳明胃经经穴为主。

本病关键在于行针得气，针刺中极穴位时，针感须向下阴部放射，如一时未达针感，不可强求，逐步在实践中熟练。远部腧穴以患者自觉有酸胀麻感为度。

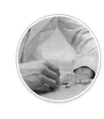

第五章 内分泌免疫系统疾病

一 变应性鼻炎

变态反应性鼻炎（AR）简称变应性鼻炎，是由于易感个体接触变应原，由免疫球蛋白 E 介导的鼻黏膜变态反应性炎症。本病以发作性打喷嚏、流清涕及鼻塞为主要症状，常年性持续性发作会诱发支气管哮喘、慢性鼻-鼻窦炎、睡眠障碍、抑郁等多种并发症，严重影响患者的正常工作和生活。有学者统计，全世界 AR 的患病率为 10%～30%，在高收入国家可达 50%，且 AR 多反复发作，需多次就诊治疗，所产生的费用给家庭和社会都造成了沉重的负担。西医对 AR 的治疗以药物为主，针对性较强、起效较快、可有效缓解其急性发作时的症状，但远期疗效欠佳，易反复发作。西医的非药物治疗主要有物理或化学烧灼的方法对相关神经丛集区进行破坏，以降低鼻腔副交感神经敏感性，或通过手术的方式切除部分鼻甲黏膜，从而改善症状。这些非药物治疗损伤较大，患者接受度较差。

中医将 AR 归属于"鼻鼽"范畴。本病是由于肺、脾、肾三脏功能亏损，正气亏虚，外感风寒邪气，卫表不和，侵犯鼻窍，正邪相搏，从而导致津液内停，鼻窍壅塞。治疗以祛风散寒，通利鼻窍为要。虽然我国《变应性鼻炎诊断和治疗指南》（2009 年，武夷山）及欧洲 2010 版《变应性鼻炎及其对哮喘的影响》均未把针灸作为治疗 AR 的推荐手段，但国内外数十年的实验研究、临床研究及 Meta 分析结果均表明，针灸治疗本病疗效确切。

诊断

1. 病史： 部分患病者可有既往的过敏史以及家族史。

2. 主要症状： 出现鼻痒、鼻塞、打喷嚏、流清水涕等 2 项或以上临床症状，每天出现症状的时间在 1 小时以上；可伴眼部瘙痒、流泪等眼部症状。

3. 主要体征： 可见鼻黏膜苍白、水肿，鼻腔水样分泌物。

4. 变应原检测： 1 种以上变应原皮肤点刺试验（SPT）阳性，或血清特异性 IgE 检测变应原阳性。

验方

> **主穴** 迎香、印堂、合谷、曲池、列缺、风池。

> **配穴** 足三里、肺俞、脾俞、肾俞。

> **方义** 迎香为手阳明大肠经与足阳明胃经交会穴，可宣肺气，与印堂合用通鼻窍之功显著；合谷、曲池同属手阳明大肠经，针刺此二穴具有宣肺、疏风、解表的功效；列缺穴为手太阴肺经络穴，与风池合用，可宣肺气、祛风寒。以上诸穴作为针灸主穴，共奏祛风散寒，通利鼻窍之功。足三里、肺俞、肾俞为配穴，可补肾健脾、固表祛邪。

> **操作** 主穴每次必选，配穴按患者证候选取。患者取仰卧位，75％乙醇擦拭腧穴消毒，选用 0.25 mm×25 mm 毫针平刺迎香，进针 0.5 寸，平补平泻；选用 0.25 mm×25 mm 毫针平刺印堂，提捏进针，针向鼻根方向，进针 0.5 寸，平补平泻；选用 0.25 mm×25 mm 毫针平刺列缺，进针 0.5 寸，平补平泻；合谷、曲池选用 0.30 mm×40 mm 毫针，直刺，进针 1 寸，泻法；风池选用 0.30 mm×40 mm 毫针，向鼻尖方向进针，进针 1 寸，泻法。配穴足三里选用 0.30 mm×40 mm 毫针，直刺，补法；肺俞、脾俞、肾俞取俯卧位，肺俞、脾俞取 0.30 mm×40 mm 毫针，斜刺 1 寸，补法，肾俞取

0.30 mm×40 mm 毫针,直刺 1 寸,补法。留针 30 min,每周 3 次,10 次 1 疗程。治疗 1～2 个疗程。

医案

刘某,女,40 岁,职员,2019 年 2 月 3 日初诊。

主诉　鼻塞、流涕间作 10 余年,再发 2 天。

现病史　患者 10 余年前感冒后出现鼻塞、流涕,反复打喷嚏,当地医院诊断为"变应性鼻炎",予抗过敏等药物对症治疗(具体不详)。此后该症状反复发作,时轻时重,季节交替时症状加重。今为求针灸治疗来陈主任处就诊。胃纳可,二便调,舌淡苔薄白,脉虚浮。

查体　鼻黏膜苍白肿胀,见水样分泌物。

治疗　采用上述验方,每周治疗 3 次。6 次治疗之后,患者症状基本缓解。复针 6 次,巩固疗效。嘱其治疗期间,避风寒,注意休息。

按语

近现代医家多认为鼻鼽乃本虚标实之证,以肺脾肾三脏功能虚损为内因,复感外邪而为病。在脏腑虚损中,又以肺脏虚损为首。《素问·五脏别论篇》云:"五气入鼻,藏于心肺,心肺有病而鼻为之不利也。"盖肺主宣发,外合皮毛,开窍于鼻,若肺气虚,则腠理疏松,卫外不固,风寒袭肺而致肺气失宣,则鼻窍不利,发为鼻鼽。正如《灵枢·本神篇》中曰:"肺藏气,气舍魄,肺气虚则鼻塞不利少气。"《外台秘要》中亦有:"肺脏为风冷所乘,则鼻气不和,津液壅塞。"除肺脏外,鼻鼽的发生与脾、肾密切相关。《素问·宣明五气论篇》有"五气所病……肾为欠为嚏"。肾为元阳之府,肾阳虚衰则肺失温煦,风寒之邪亦得以乘虚而入致鼻鼽的发生。肾主嚏,故易出现鼻痒、鼻涕、鼻塞等症。《医学入门》有云:"鼻乃清气出入之道，清气者，胃中生发之气也。"脾为气血生化之源，若平素嗜食膏粱厚味，脾胃受损，脾胃生化乏源，土不生金而致肺气不足，鼻窍失养；若脾失健运，则聚湿生痰，上犯于肺，使肺失宣降，肺气不利，痰饮内停，发为本病。

本病除发作期针灸治疗外，缓解期在三伏天亦可进行穴位贴敷（天灸）进行治疗，以标本兼治，疗效肯定。

荨麻疹

　　荨麻疹是临床上一种常见的皮肤病,典型表现为瘙痒强烈、界限清楚、从几毫米到几厘米或更大的风团丘疹。病程在 6 周以内的为急性荨麻疹,病程超过 6 周者称为慢性荨麻疹。一生中患荨麻疹的概率为 7.8%～22.3%,女性患病率约为男性的 2 倍;慢性荨麻疹患病率为 0.5%～5%,且急性荨麻疹患者中有 20%～45% 患有慢性荨麻疹。美国国立卫生研究院的研究数据显示,与荨麻疹疾病相关的医疗费用每年可能高达 1 750～2 050 美元/人。强烈的瘙痒和反复发作的丘疹皮损,可严重影响患者的日常生活,并可引起严重的睡眠障碍。因此,寻找荨麻疹有效的治疗方法对于防治本病有非常重要的现实意义。

　　抗组胺药物作为是治疗本病的一线治疗方法,急性荨麻疹疗效较好;但慢性荨麻疹治疗后瘙痒、风团等症状易长期反复发作。长期使用抗组胺药物会引起头痛、嗜睡、疲劳等不良反应。药物治疗的局限性使近年来临床上进行了大量关于针刺治疗慢性荨麻疹的研究。大量随机对照研究和系统综述的结果均显示针刺治疗慢性荨麻疹疗效确切。

诊断

1. 荨麻疹风团块反复发作。
2. 伴有/或不伴有血管性水肿。
3. 风团每周至少发作 2 次。

4. 反复发作达 6 周以上。

5. 荨麻疹风团并非特异性刺激因素所诱发。

验方

选穴 曲池、血海、三阴交、足三里、天枢、神门。

方义 曲池是手阳明大肠经的合穴,多气血,可通经活络、行气活血、疏风开泄;血海善治疗血分病证,可收"治风先治血,血行风自灭"之效;三阴交是足三阴经的交会穴,具有养血活血、润燥止痒之功;足三里为补虚要穴,可使气血调畅,阴阳平调,正复邪去;天枢:天枢穴为足阳明胃经的腧穴,亦为大肠募穴,可调节脏腑功能,行气活血,通调肠腑,清胃肠湿热以止痒;神门:神门穴是手少阴心经腧穴、原穴,有养心安神之效,是调神要穴。心神调畅,血脉充盈,则肌肤荣润无疾。

操作 选用 0.30 mm×40 mm 一次性无菌针灸针,进针后,行提插捻转平补平泻手法,得气后留针 30 min。每周 3 次,10 次 1 疗程。治疗 1~2 个疗程。

医案

程某,女,12 岁,学生,2020 年 6 月 17 日初诊。

主诉 全身时起丘疹伴瘙痒半年余。

现病史 患者半年前无明显诱因下出现全身丘疹伴瘙痒,至当地医院就诊,确诊为"荨麻疹"。予抗组胺药物口服治疗后症状缓解。但半年中间断发作。现患者症状暂缓,未再发作,为求针灸彻底治疗前来就诊。胃纳可,二便调,舌淡薄白,脉细。

查体 皮肤光滑,无明显斑丘疹。

治疗 采用上述验方,每周治疗三次,10 次为一疗程,2 个疗程治疗后,症状未再发作。

按语

荨麻疹,同祖国医学对"瘾疹"的认识,是以片块状风团形成,伴皮肤异常瘙痒为主症的疾病,时隐时起,发无定处,消退后不留痕迹。研究表明针刺可以通过神经体液等途径提高巨噬细胞的吞噬能力,增加抗体含量,并延长其在血液中的维持时间,从而调整机体免疫平衡;另一方面,针刺可增强 T 细胞、B 细胞的吞噬能力,促进炎性渗出物的吸收,降低血管通透性,减轻水肿,改善微循环,促进细胞的修复,从而达到降低血清中免疫球蛋白 E 和组胺的含量,抑制变态反应的发生。

穴位的选择以阳明经为主,阳明经为多气多血之经,可滋养后天之本,激发人体阳气。大肠经与肺经相表里,肺主皮毛,濡养皮毛起到防治皮肤病的作用,且肺的浊气与毒素可通过大肠排出。其中治疗本病最关键的穴位为曲池、血海曲池穴不仅可以宣肺,还可以排浊,加强解肌透表、调和营卫作用,可以疏泄蕴于肌肤之邪,清泄阳明积热,达到疏风邪、清血热、祛湿止痒的效果。《医学入门》言血海"善治一切血疾及诸疮",且"治风先治血,血行风自灭",血海作为治疗血证的要穴,可起到活血祛风止痒的作用。

　　类风湿关节炎(RA)是一种自身免疫性疾病,本病常表现为对称性小关节的肿痛、晨僵,对骨、关节软骨等形成不可逆的侵蚀损害,最终可导致关节变形或残疾,甚至累及心、肺、肾、血液等系统,危害巨大。本病在各年龄中都可能发病,以 40～50 岁为常见,男女比例 1：3,在我国的发病率为 0.32%～0.36%。本病的发病机制和病因目前尚不明确,通常认为它与诸如遗传易感性、免疫紊乱、感染和环境等因素相关。RA 目前尚不能根治,以疾病缓解、病情控制为治疗目标。现阶段临床多以改善病情的抗风湿药物联合非甾体抗炎药为主,糖皮质激素、生物制剂及靶向合成抗风湿药物亦应用广泛。但治疗过程中可能出现骨髓抑制、肝损害、消化道反应等不良反应。

　　RA 属中医学"痹证""骨痹""尪痹"等范畴。针灸治疗痹证早在《针灸甲乙经》中即有记载,具有起效快,疗效确切,不良反应小,患者易于接受等优点,临床实践中取得较好的疗效。

诊断

1. 受累关节

(1) 1 个中到大关节:0 分。

(2) 2～10 中大骨关节:1 分。

(3) 1～3 小关节:2 分。

（4）4～10 小关节：3 分。

（5）超过 10 个小关节：5 分。

2. 血清学

（1）类风湿因子和抗环瓜氨酸肽抗体阴性：0 分。

（2）两个试验至少之一是低滴度阳性。低滴度定义为超过正常上限，但不高于 3 倍正常值上限：2 分。

（3）至少有一个试验高滴度阳性，即滴度超过 3 倍正常上限：3 分。

3. 滑膜炎持续时间

（1）少于 6 周：0 分。

（2）6 周或更长的时间：1 分。

4. 急性反应物

（1）C 反应蛋白和红细胞沉降率均正常：0 分。

（2）C 反应蛋白或红细胞沉降率异常：1 分。

验方

主穴　合谷、足三里、肾俞、阿是穴。

配穴

肩关节疼痛取穴：肩髃、肩髎、臂臑、肩贞、肩前。

肘关节疼痛取穴：曲池、手三里、尺泽。

腕关节疼痛取穴：合谷、阳溪、阳池。

掌指关节、指间关节疼痛取穴：八邪，后溪。

髋关节疼痛取穴：环跳、居髎、秩边。

膝关节疼痛取穴：阳陵泉、足三里、犊鼻、鹤顶、阴陵泉、梁丘。

踝关节疼痛取穴：解溪、申脉、照海、太溪、丘墟、昆仑。

方义　合谷邻近腕、掌指关节，善于调气血、通经络、除痹痛；

肾俞可补肾强骨、温阳通络；足三里为阳明经穴，鼓舞气血生发，调补气血、濡养筋肉。

操作 患者取仰卧位，常规消毒后，以 0.30 mm×40 mm 毫针直刺合谷、足三里及阿是穴，合谷、足三里针刺深度 20～25 mm，阿是穴根据具体部位针刺合适深度；行提插捻转手法，平补平泻，留针 30 min。后患者调整至俯卧位，以 0.30 mm×40 mm 毫针直刺肾俞，深度 20～25 mm，行提插捻转手法，得气后将长约 15 mm 艾条段置于针柄，每穴 2 壮，留针 30 min。每周 3 次，10 次为 1 个疗程，共治疗 3 个疗程。

医案

吴某，女，62 岁，退休，2020 年 1 月 17 日初诊。

主诉 双手腕关节、近端指间关节僵痛间作 10 余年。

现病史 患者 10 年前无明显诱因下出现双手腕关节疼痛，晨起僵硬明显，未予重视。后患者出现双手近端指间关节僵痛，至当地医院确诊为"类风湿关节炎"，风湿科规律服药控制病情。慕名前来寻陈雷主任诊治。胃纳可，二便调，舌淡苔薄白，脉细弱。

查体 双手腕关节僵硬、肿胀，活动度差；双手近端指间关节肿胀，压痛（＋）。

治疗 采用上述验方，予针刺及温针灸治疗，每周治疗 3 次，10 次为一疗程，3 个疗程治疗后，患者诉双手僵痛明显缓解。

按语

《素问·痹论篇》有载："风寒湿三气杂至，合而为痹也。"金·张从政《儒门事亲》又载："痹病以湿热为源，风寒为兼，三气合而为痹。"因此，风、寒、湿、热等外邪侵袭是痹证发病的外因。《医林绳墨·痹》曰："大率痹由气血虚弱，荣卫不能和通，致令三气乘于腠理之间。"《灵枢·五变》云："粗理而肉不坚者，善病痹。"说明气血虚弱、营卫不和是痹证发病的内因。针刺合谷、足三里可调气血，调和营卫。脾为后天之本，脾胃虚弱，营卫气血生化乏源，筋骨失养，加之正气不足，卫外不固，易感受风寒湿热之邪，闭阻经络关节而成痹证，痹久不愈，湿热毒邪长期伤阴耗液，而致肝肾阴虚。肝藏血、主筋，肾藏精、主骨生髓，肝肾阴虚则精血不足，筋膜失于濡养，骨髓化生乏源，筋骨受损而筋脉拘急，导致关节强直变形。治宜扶正祛邪，补益肝肾，通经活络，活血散瘀。温针灸肾俞能培本固元，补肝益肾，舒筋健骨。以上诸穴合用，可补益肝肾，益髓壮骨，健脾祛湿，益气活血。根据受累部位局部取穴，能局部散寒祛湿，通经活络，通利关节。

肥胖病

肥胖是一种由于多种原因引起的,以体内脂肪细胞的数量和(或)体积增加,体脂占体重的百分比异常高,并在身体局部过多沉积为特点的慢性代谢性疾病。肥胖病按病因分类可分为单纯性肥胖、继发性肥胖、药物性肥胖。以单纯性肥胖针灸临床最为多见。单纯性肥胖病是指无明显内分泌、代谢原因,且排除因水钠潴留或肌肉发达等蛋白质增高的因素引起实际体重超过标准体重 20%以上的一种疾病,占肥胖总数的 95%以上。本病可诱发肿瘤、心血管等疾病,严重危害人类健康。大量的临床和实验研究结果均表明,电针疗法可以治疗单纯性肥胖病,降低体重、减少腹部脂肪、调节相关激素水平。

诊断

1. 质量指数(BMI)≥25.0。

2. 腰围:男性≥90 cm,女性≥80 cm。

3. 标准体重:男性=[身高(cm)−80]×70%,女性=[身高(cm)−70]×60%,实测体重超过标准体重的 20%。

同时具备上述三项中的两项,且排除继发性原因,即可诊断为单纯性肥胖病。

验方

主穴　中脘、曲池、足三里、上巨虚、内庭、天枢、大横、脾俞、胃俞。

方义　曲池、足三里为大肠经和胃经的合穴，天枢和上巨虚为大肠募穴和下合穴，为调整胃肠功能的要穴，可行气和胃、通调肠腑；内庭为胃经的荥穴，可分清降浊、清利湿热；大横为足太阴、阴维脉交会穴，可健脾化湿；脾俞和胃俞为脾胃之气在背部输注、转输之处，可振奋脾胃之阳气；中脘为胃之募穴，与胃俞穴俞募相合，调整脾胃功能，诸穴合用可温阳健脾、利水化湿。

操作　患者先取俯卧位，常规消毒后，选用 0.25 mm×25 mm 一次性无菌针灸针，脾俞、胃俞针尖向脊柱方向与皮肤呈 45°角刺入 15～20 mm，快速针刺并行捻转平补平泻手法 1 min，不留针。再取仰卧位，常规消毒后，选用 0.25 mm×40 mm 一次性无菌针灸针，内庭直刺 15～20 mm，曲池、中脘直刺 20～25 mm，足三里、上巨虚、天枢、大横直刺 30～38 mm，得气后，连接电针仪，同侧足三里、上巨虚，天枢、大横穴连一组电极，选用疏密波，频率 2 Hz/15 Hz，电流强度以患者能耐受为度，留针 30 min。隔日 1 次，每周 3 次，连续治疗 3 个月，治疗期间嘱患者晚上 8 点后除饮水外不再进食。

医案

王某，女，35 岁，职员，2020 年 6 月 3 日初诊。

主诉　肥胖 5 年余。

现病史　患者 5 年前产后肥胖，以腹部肥胖为主，胃纳一般，大便稀溏不成形，嗜睡，月经尚调，无痛经等不适。身高 161 cm，体重：75 kg。舌淡苔胖大边有齿痕，脉濡缓。

查体　腹部肥胖，无压痛、反跳痛。

治疗　采用上述验方，加用阴陵泉、丰隆、三阴交穴。隔日治疗 1 次，每周治疗 3 次。嘱患者治疗期间，控制饮食，加强运动。坚持治疗 3 个月后，体重下降 11 kg。患者对疗效较为满意。

按语

祖国医学对肥胖病的记载，最早见于《黄帝内经》，《灵枢·卫气失常》中云："人有肥，有膏，有肉。䐃肉坚，皮满者，肥。䐃肉不坚，皮缓者，膏。皮肉不相离者，肉。"将肥胖之人分为肥人、膏人、肉人三种类型。同时描述了三种类型各自的特征："膏者，多气而皮纵缓，故能纵腹垂腴。肉者，身体容大。脂者，其身收小。"而肥胖的根本病因是阳气虚衰、痰湿偏盛，治疗以温阳通腑、化痰祛湿为主，因此所选腧穴多归属于阳明经。本方的关键是针刺手法要稍强，腧穴的刺激量要足够，得气后加电针连续刺激，以达到减肥的疗效。

糖尿病

糖尿病是一组由多种病因引起的,胰岛素分泌和(或)作用缺陷,以慢性高血糖为特征的内分泌代谢疾病。糖尿病的典型临床表现为多饮、多食、多尿及消瘦。血糖长期控制不佳可能引起多系统的损害,导致眼、肾、神经、血管等组织器官的慢性进行性病变、功能减退及衰竭,危害巨大。有研究证明,我国糖尿病患病率为11.6%,未确诊患病率为8.1%,接受治疗者仅占25.8%,而仅有39.7%的患者可以将血糖控制得当。因此积极防治糖尿病及其并发症的发生发展不容忽视。目前西医治疗糖尿病主要以口服降糖药和胰岛素疗法为主。虽疗效确切,但是不良反应较大,服用剂量不当易导致低血糖等严重后果。近年来,针药结合治疗糖尿病的研究甚多,亦取得了较好的疗效。在我国糖尿病患者中,2 型糖尿病患者占90%以上。本节主要介绍针灸治疗 2 型糖尿病的临证经验。

诊断

典型糖尿病症状(多饮、多尿、多食、体重下降)加上空腹血糖(FPG)$\geqslant$7.0 mmol/L;或糖耐量试验(OGTT)中服糖后 2 小时血糖(2HPG)$\geqslant$11.1 mmol/L;或随机血糖检测$\geqslant$11.1 mmol/L。

验方

主穴 脾俞、三阴交、太白、足三里、内庭、中脘。

配穴 大便秘结加曲池、天枢；心悸、失眠加内关、神门；肢体麻木、疼痛加血海、膈俞等。

方义 脾俞为背俞穴，补益作用较强，针刺脾俞可补益脾气。三阴交属脾经，络胃，又为足三阴经交会穴，可健脾益气，滋补肝肾之阴。太白为脾经原穴，《灵枢·九针十二原》载："五脏有疾，当取之十二原。"使用脾经原穴太白可通达三焦，激发原气。太白又为五输穴之输穴，五行属土，针刺该穴可健脾利湿，理气和胃。足三里为胃经合穴、下合穴，可调理脾胃，健脾益气。内庭为胃经荥穴，可清泻胃肠之热。中脘为腑会，主治各种腑病，又为胃经募穴，具有清泻胃热的作用。以上诸穴，共奏补脾泻胃之功。

操作 患者先取俯卧位，常规消毒后，选用 0.25 mm×40 mm 一次性无菌针灸针，脾俞针尖向脊柱方向与皮肤呈 45°角刺入 15～20 mm，快速针刺并行捻转平补平泻手法 1 min，不留针。再取仰卧位，常规消毒后，选用 0.25 mm×40 mm 一次性无菌针灸针，三阴交、足三里、中脘直刺 30～38 mm，太白、内庭直刺 15～20 mm，得气后，三阴交、太白行提插捻转补法各 6 次，足三里、内庭、中脘行提插捻转泻法各 6 次。其余穴位平补平泻，留针 30 min，隔日 1 次，每周治疗 3 次。1 个月为 1 个疗程，至少治疗 3 个疗程。

医案

周某，男，64 岁，退休，2019 年 5 月 31 日初诊。

主诉 发现血糖升高半年。

现病史 患者半年前无明显诱因出现小便频数，消瘦，体重下降 5 kg，至医院体检后发现血糖升高。经药物规律治疗后，血糖基本正常，餐后稍高。但仍有小便频数、大便干结难解的症状。为求针灸治疗，来陈主任门诊就诊。胃纳可，舌边尖红，脉细数。

治疗 采用上述验方，加天枢、曲池、中极、关元。隔日治疗 1 次，每周 3 次。嘱患者糖尿病饮食，加强运动。坚持治疗 3 个疗程后,小便频数、大便秘结症状完全缓解,血糖控制满意。

按语

　　祖国医学多将糖尿病归于中医学"消渴""脾瘅"范畴。发病因素有先天禀赋不足为内因,饮食不节、情志失调、劳倦内伤等为外因。病机总属阴津亏虚、燥热偏盛,以阴虚为本,燥热为标。本病患者多表现为消谷善饥,或口臭,大便秘结,小便短黄,舌红苔黄或黄腻,脉滑数等胃强症状,以及肢体倦怠,面色萎黄,形体虚胖,神疲乏力,少气懒言,汗多,口甜口干,大便不实等脾弱症状。故陈雷主任治疗本病的基本原则为补脾泻胃。选穴以脾胃经腧穴为主,配以不同的补泻手法,以增强疗效,达到补脾泻胃、清热生津的目的。相关研究结果表明,针刺可显著改善 2 型糖尿病患者血糖水平,血脂水平,提高患者体内 C 肽和 GLP-1 水平,且对改善口渴、多食易饥、大便不爽、小便频多、头身困重、倦怠乏力等相关症状亦有明显效果。治疗本病疗程较长,需患者有较好的依从性。

甲状腺功能亢进症

甲状腺功能亢进症,简称甲亢,是一种常见的全身性自身免疫性疾病。本病由于甲状腺激素分泌明显高于正常而表现出以临床高代谢症状为主的临床综合征,主要临床表现为心悸心慌、烦躁易怒、怕热汗多、失眠多梦、体重下降等。查体可见颈前甲状腺肿大、突眼、双手震颤等典型体征,严重影响患者的正常工作和生活。最新的流行病学调查显示,本病的发病率达 5%,女性多于男性。

西医治疗本病时主要有:ATD 疗法、放射性核素[131] 碘治疗和手术治疗。但药物治疗有肝肾功能损伤、粒细胞减少等不良反应,放射性核素[131] 碘治疗中 β 射线的用量尚无明确标准,手术治疗亦存在术后并发症的问题。而各项临床研究结果表明针刺联合药物治疗本病可改善甲状腺功能,减少甲亢相关症状,提高患者生活质量,无明显不良反应,值得临床推广。

诊断

1. 病史:既往有无长期食用高碘食物或因水源出现的地方病。

2. 症状:心悸、恶热、烦躁、失眠、乏力、体重下降等代谢亢进的症状。

3. 体征:大多数患者体格检查视诊可见甲状腺肿;触诊可及甲状腺结节;听诊可闻及血管杂音。部分患者无明显甲状腺体征。

4. 实验室检查:血清 TSH 小于 0.1 mIU/L,T4、FT4、T3、

FT3 高于正常值。当辅助检查结果仅有 TSH 降低,T3 和(或)FT3 升高则能够诊断为 T3 型甲亢。

验方

主穴 支沟、膻中、阳陵泉、太冲。

配穴 凸眼加睛明、承泣、球后、丝竹空、阳白、攒竹;气滞血瘀证加血海、合谷;阴虚火旺证加复溜、照海。

方义 支沟为三焦经经穴,可疏调三焦之经气;膻中为气会,针刺膻中可宽胸利膈,理气化痰;阳陵泉为胆经合穴,可疏利肝胆,调理气血;太冲为肝经原穴可疏肝理气,活血通经。

操作 患者取仰卧位,常规消毒后,选用 0.25 mm×40 mm 一次性无菌针灸针,膻中平刺,针尖向下,进针 20～30 mm;支沟、太冲直刺 20～30 mm;阳陵泉直刺 30～38 mm。平补平泻,留针 30 min,隔日 1 次,每周治疗 3 次。10 次为 1 个疗程,至少治疗 3 个疗程。注:眼凸的患者针刺眶区穴位易出血,起针后需用消毒干棉球按压 2 min。治疗过程中,如果出血,嘱患者 36 h 内冰水冷敷出血部位,36 h 后予以热敷。

医案

刘某,女,32 岁,职员,2020 年 6 月 3 日初诊。

主诉 性情急躁,多食易饥,消瘦 1 年,加重 2 月。

现病史 患者 1 年前劳累后出现多食易饥,消瘦,性情急躁易怒,胸闷胀痛。近 2 月来症状加重,出现甲状腺肿大。就诊时患者焦虑、急躁易怒,形体消瘦,舌质紫黯,有瘀斑,脉弦涩。实验室检查:FT3,FT4 明显高于正常,TSH 偏低。

查体 甲状腺Ⅰ度肿大,质软。

治疗 采用上述验方,针用泻法,每周治疗 3 次,10 次为 1 疗程。坚持治疗 3 个疗程后,诸症基本消除,继续巩固治疗 2 个疗程,实验室指标基本恢复正常。

按语

甲亢属中医"瘿瘤""瘿气"范畴。其病因与情志关系密切。心情抑郁、多思多虑则肝失疏泄,郁而化火,耗伤阴液。心阴被耗,心失所养则心悸失眠;肝阴受耗,阴不制阳,则肝阳上亢,症见烦躁易怒;气郁日久,气滞及血,气血壅滞颈前则颈项肿大;肝胃不和,郁而化火,胃热偏盛,则消谷善饥;肝失疏泄,脾失运化,不能化生精微,加之虚火消灼体内阴液,则肌肉失其所养而消瘦;五脏皆开窍于目,五脏阴亏,虚火上迫目系,则眼球突出。

综上,甲亢为情志不舒,肝气郁结所致。病初在肝,久则延及心、肾、脾、肺而见五脏病变。治疗应以理气化痰、消瘿散结为要。

在针刺治疗本病时,应根据其临床表现选取相应经脉的穴位为主穴,在处方选穴时根据疾病的病因病机特点,以五输穴、八会穴、八脉交会穴相结合以及局部和远端穴位相结合为主,在注重调理脏腑功能的同时,注意调理经络气血,以达到阴阳调和,气血通畅,消瘿散结的治疗效果。

七 多囊卵巢综合征

多囊卵巢综合征(PCOS)是育龄期妇女常见的内分泌代谢性疾病之一,临床症状为卵巢多囊样改变,月经紊乱、不孕、肥胖、多毛、痤疮等。本病的发病机制目前尚不明确,可能与遗传、肥胖、下丘脑-垂体-卵巢生殖轴调节功能紊乱等有关。流行病学调查显示,PCOS 发病率较高,占育龄期女性的 $6\%\sim10\%$,占无排卵女性的 $50\%\sim75\%$,且在逐年上升。PCOS 不仅严重影响女性生殖功能及心理健康,还会增加 Ⅱ 型糖尿病、心脑血管疾病、妊娠高血压综合征、子宫内膜癌等远期并发症的风险。因此,对多囊卵巢综合征的防治具有重要临床价值。

西医多采用口服药物治疗本病,如短效避孕药、氯米芬、二甲双胍等来改善 PCOS 的相关症状,但存在停药后易复发,药物不良反应大等缺点。手术治疗伤害较大,且易出现盆腔粘连等并发症。近几年的临床及动物实验研究发现,针灸疗法对治疗 PCOS 有较好的疗效,可以显著改善患者的内分泌紊乱和代谢异常,易被患者接受。

诊断

1. 疑似 PCOS:月经稀发或闭经或不规则子宫出血是诊断的必需条件。另外再符合下列 2 项中的 1 项:①高雄激素表现或高雄激素血症;②超声表现为卵巢多囊状态(PCOM),即一侧或双侧卵巢内直径 $2\sim9$ mm 的卵泡数 $\geqslant12$ 个/卵巢,和(或)卵巢体积 $\geqslant$

10 mL(卵巢体积按 0.5×长径×横径×前后径计算)。

2. 确诊 PCOS：在疑似 PCOS 的基础上，排除其他可能引起高雄激素和排卵异常的疾病。如先天性肾上腺皮质增生、库兴综合征、高泌乳素血症等。

验方

主穴 天枢、关元、子宫、带脉、足三里、丰隆、三阴交。

配穴 肾气亏虚加气海、太溪、肾俞，肾俞可加用灸法；痰湿内蕴加阴陵泉、脾俞；气滞血瘀加太冲、血海；肝经湿热加中极、行间。

方义 天枢属足阳明胃经，为大肠之募穴，可疏肠和胃，理气消滞；关元属任脉，可补肾、固本、培元；子宫属局部取穴，调理胞宫；带脉为足少阳胆经、足少阳与带脉之交会穴，可疏理带脉，调和气血；足三里属足阳明胃经之合穴、胃腑之下合穴，针刺可健脾和胃，补虚益气丰隆为足阳明胃经之络穴，为健脾燥湿化痰要穴；三阴交属足太阴脾经、足三阴经之交会穴，可健脾和胃，调补肝肾。主穴主要取自足太阴脾经、足阳明胃经腧穴以及局部取穴，共奏健脾益气，补益肝肾，调理胞宫之功效。

操作 患者仰卧位，穴位常规消毒，常规消毒后，选用 0.25 mm×40 mm 一次性无菌针灸针，诸穴均直刺，进针 30～38 mm，得气后平补平泻，补泻完毕后于双侧天枢、三阴交、子宫、丰隆穴接电针仪四组线，连续波，强度以患者能耐受的最大值为度。留针 30 min，隔日 1 次，每周治疗 3 次，连续治疗 3 个月。若治疗期间若发现妊娠，应立即中止治疗。

医案

薛某，女，30 岁，职员，2020 年 5 月 29 日初诊。

主诉 月经后期、经量过少 1 年余。

现病史 患者 1 年前孕 8 周时无明显诱因下胚胎停育，行清宫术后月经后期,1.5～2个月一行,量少,色淡,2～3天即净,无痛经等其他不适。形体肥胖,身高160cm,体重75kg。舌淡,舌体胖大,边有齿痕,苔白腻,脉滑。经阴道B超示:双侧卵巢多囊状态。

查体 神志清、精神可、面色晦暗、形体肥胖。

治疗 采用上述验方,每周治疗三次,坚持3个月。患者月经40天左右1行,经量较前增加,体重下降7.5kg。守方继续针灸1个月,月经基本规律。

按语

PCOS属中医学"月经后期""闭经""不孕"等范畴。中医认为本病与肾、肝、脾三脏,冲任二脉和胞宫的失调有关,多由于肾气亏虚,精血不充;脾失健运,痰湿阻滞;情志不畅,肝失疏泄导致冲任二脉功能失常,血海不能如期盈溢,胞宫不能摄精成孕而致月经稀发、甚至不孕。本病基本病机为冲任失调,痰湿、血瘀、湿热阻滞为标。治疗应以调理冲任、健脾、益肾、疏肝为要。

研究证实,电针治疗可显著降低PCOS患者体重,改善患者胰岛素抵抗表现,继而明显升高其血清中E2和P水平,调理子宫内膜厚度,促进卵泡发育诱发排卵,从而达到治疗目的。治疗期间,应嘱患者控制饮食,加强运动,有利于疾病预后。

围绝经期综合征

　　围绝经期综合征(PMS)，是指妇女在绝经前后因卵巢功能降低而出现月经改变、烘热汗出、心烦失眠、精神情绪异常等一系列症状。本病发病年龄在 45～55 岁之间，病程可持续 1～2 年。流行病学研究结果表明，国内女性 PMS 发生率为 44.1％～93.51％，其中 10％～15％症状较为严重，给女性的工作、生活带来巨大压力。西医治疗本病的主要手段是补充雌激素，可有效缓解症状，但有可能导致阴道出血、肥胖、血栓等不良反应，还可增加生殖系统癌症的发病率。临床研究证实，针灸可明显缓解围绝经期综合征患者的症状，改善激素水平，疗效显著且不良反应较少。

诊断

　　1. 年龄：年龄在 45～55 岁的女性患者。

　　2. 临床表现：月经周期、经期、经量异常，绝经等；潮热、汗出等；失眠、眩晕、头痛、心悸、耳鸣、畏寒怕冷等；情绪失控、焦虑、抑郁、睡眠障碍、记忆力减退等；阴道萎缩干燥、尿路感染等；大便稀薄、腹胀、嗳气等；骨质疏松、肌肉酸痛等。

　　3. 实验室检查：血清 FSH 水平升高，E2 水平降低。

验方

　　主穴　关元、中极、子宫、足三里、三阴交、太冲。

配穴　心慌心悸加内关；失眠加神门、照海；耳鸣加听宫、外关；头痛加率谷、阿是穴。

方义　关元、中极属任脉，可补肾培元、调理冲任；子宫穴位于下腹部，为经外奇穴，为治疗月经类病的经验效穴。足三里胃经合穴，针刺可调理脾胃、补益气血；三阴交为肝、脾、肾三经之交会穴，可健脾益气、调补肝肾；太冲可疏肝、理气、解郁。以上诸穴，局部取穴与辨证取穴相结合，标本兼治，共奏培元固本、养血益精、滋补肝肾、调理冲任之效。

操作　患者仰卧位，穴位常规消毒，常规消毒后，选用一次性无菌针灸针，关元、中极、子宫、足三里、三阴交、均直刺，进针 30～38 mm，太冲直刺，进针 20～30 mm。得气后平补平泻，补泻完毕后于关元-中极、同侧的足三里、三阴交接电针仪，连续波，强度以患者能耐受的最大值为度。留针 30 min，隔日 1 次，每周治疗 3 次，连续治疗 3 个月。

医案

郁某，女，55 岁，退休，2020 年 6 月 21 日初诊。

主诉　月经先后不定期半年余。

现病史　患者半年前无明显诱因下出现月经先后不定期，急躁易怒，夜寐差，腹胀纳呆，大便不爽。舌红，苔黄腻，脉弦。

查体　神志清、精神可，面色晦暗、形体消瘦。

治疗　采用上述验方，在补肾、疏肝、理气的基础上，加中脘、丰隆，加强健脾和胃化痰之功，每周治疗三次，坚持 3 个月。诸症基本消失。

按语

PMS 属于祖国医学"绝经前后诸症"的范畴，主要责之于肾气渐衰、天癸将竭、冲任亏损。肝与肾同居下焦，肾为先天之本，主藏精气；肝主疏泄藏血，为女子之先天。女性绝经前后肾中精气骤减，阴精亏损，水不涵木而致心火、肝火偏亢，出现心悸失眠、烘热汗出、头晕目眩等症状。治法以补肾疏肝为基本原则，兼以养心安神、益气敛汗。从经络理论来说，冲脉为血海，与三阴三阳相联系，妇女以血为用；任脉为阴脉之海，督脉为阳脉之海，二者总督一身阴阳之气，各司其职，调节十二经脉之气血。因此，宜从冲、任、督三脉入手治疗本病。

现代研究结果亦表明，电针关元、三阴交可明显促进下丘脑 β-EP 的释放，升高体内雌二醇含量，降低促卵泡激素及促黄体生成素的含量，从而调节紊乱的下丘脑-垂体-卵巢轴，从而改善围绝经期综合征各种复杂症状。

九　黄褐斑

黄褐斑是一种获得性、色素沉着性皮肤病，多对称分布于面部。其临床症状表现为淡黄褐色至褐色斑，形状不规则，分布于颊、眉、额、鼻等颜面皮肤，无自觉症状，常于日晒后加重。黄褐斑是一种常见的难治性皮肤病，发病机制复杂，与遗传、紫外线照射强度、皮肤类型、内分泌疾病、外源性激素治疗、妊娠等多种因素相关。目前，黄褐斑的治疗方法多以遮光剂、脱色剂、化学剥脱药物、维生素等为主，虽疗效较为显著，但存在色素减退、沉着，瘙痒，红斑等不良反应及反复发作的问题。黄褐斑虽不是严重威胁患者生命的疾病，但会影响患者的外貌，给患者带来压力、担忧、自卑等不健康的心理，干扰健康的生活方式，是一个亟待研究的社会医疗问题。

祖国中医药治疗黄褐斑，有其独特的优势，大量临床和实验研究报道均显示，包括中药内服外用、针灸等多种治疗手段，对黄褐斑疗效显著，且不良反应少，安全可靠。其中，针灸疗法包括毫针针刺、艾灸、火针、埋线、滚针、耳针等，具有疏通经脉、调和气血、调整脏腑功能的作用，在黄褐斑的治疗中应用广泛。

诊断

1. 面部出现对称性色斑，呈淡褐色、深褐色，边界较清，无红肿瘙痒，无皮屑。

2. 患者多无明显自觉症状。

3. 病情多呈夏重冬轻的趋势。

4. 无明显内分泌疾病，并排除其他疾病引起的色素沉着。

验方

主穴 合谷、曲池、血海、足三里、三阴交、太冲、面部皮损。

配穴 肝郁气滞者加阳陵泉、膻中；肝肾不足者加关元、太溪；脾虚湿蕴者加阴陵泉、丰隆。

方义 "面口合谷收"——四总穴歌明确指出，面部的疾患可以选用合谷穴进行治疗，而合谷-曲池作为一个穴对，可行气泄热。"治风先治血，血行风自灭。"黄褐斑与风邪相关，血海作为活血化瘀的效穴，是治疗黄褐斑等皮肤病的首选穴位。足三里是足阳明胃经的合穴，胃之下合穴，可鼓舞阳明经精气，健脾益胃；三阴交是肝、脾、肾三条经脉的交会穴，可调节三经经气，补肝健脾益肾；二穴合用健脾益肾，补气固本。"五脏有疾也，当取之十二原"，太冲作为足厥阴肝经的原穴，有调整肝经虚实的作用，可调达肝气；太冲与合谷又为四关穴，合用可平肝阳，调气血。另根据患者的苔脉兼证，辨证配穴，肝郁气滞者加阳陵泉、膻中；肝肾不足者加关元、太溪；脾虚湿蕴者加阴陵泉、丰隆。诸穴合用，共奏疏肝理气、健脾滋肾、活血化瘀之效。

操作 患者清水洁面后，取仰卧位，首先以 75％乙醇消毒面部，选用 0.18 mm×10 mm 一次性无菌针灸针，浅刺、围刺黄褐斑皮损区。选用 0.25 mm×40 mm 一次性无菌针灸针，直刺合谷、曲池、血海、足三里、三阴交，进针 30～38 mm，太冲直刺 20～30 mm，得气后平补平泻，留针 30 min，隔日 1 次，每周治疗 3 次，连续治疗 2～3 个月。

医案

周某，女，30 岁，职员，2020 年 7 月 14 日初诊。

主诉 面部对称性褐色斑 2 年。

现病史 患者 2 年前怀孕时出现面部对称性褐色斑,伴月经来潮时乳房胀痛,急躁易怒,左侧偏头痛偶作。纳可,夜寐一般,二便调。舌红,苔薄黄,脉弦。

查体 面部对称性褐色斑,边界较清。

治疗 采用上述验方,在主穴的基础上,加阳陵泉、膻中、百会、左侧率谷、左侧外关,加强疏肝理气之功,每周治疗 3 次,坚持 3 个月。治疗期间嘱患者严格防晒。治疗 3 个月后,色斑明显淡化。

按语

黄褐斑在中医典籍中早有记载,相当于祖国医学的"面尘""黑肝""黧黑斑"等范畴。从病机上来说,以肝为中心的肝脾肾的脏腑功能失调为本病的发病之本。《灵枢·经脉》曰:"肝足厥阴之脉……循喉咙之后,上入颃颡,连目系,上出额,与督脉会于巅。其支者,从目系下颊里……是动则病……面尘,脱色。"黄褐斑的好发部位为面颊部、眼眶周围及额头,这正是肝经循行的部位;而肝经经气异常,则会产生"面尘脱色"等黄褐斑的症状。后有典籍《张氏医通》:"面尘脱色,为肝木失荣。"都论述了本病责之在肝。肝主疏泄,在志为怒。情志不畅,致肝失疏泄,气机不畅。疏泄太过,则血随气逆,日久损伤面部血络,发为本病;疏泄不及,则肝气郁结,气郁化热,熏蒸于面,灼伤阴血,发为本病;气郁亦致津液输布障碍,湿浊内生,导致面部气血失和,肌肤失养,出现黄褐斑。因此,肝郁气滞是黄褐斑发病的主要病机。以血瘀为主的气血津液输布障碍为本病的发病之标。所谓"无瘀不成斑,有斑必有瘀",血瘀亦是本病的关键病机。如《灵枢·经脉》曰:"血不流则毛色不泽,故其面黑如漆柴者。"肝气郁结,气滞则不行血,血停经脉致血瘀;肝藏血,血虚可致血瘀;脾虚气弱,运化异常,血停致瘀;肾虚火燥,血热滞结成瘀。肝、脾、肾三脏功能异常,最终均可导致血瘀，以致气血不能上荣面部，发为本病，故称血瘀为本病发病之标。

因此，针灸治疗本病以疏肝理气、健脾滋肾、活血化瘀为基本治则，配合面部皮损处围刺，以达消斑之效。

痤疮是一种毛囊皮脂腺的慢性炎症性疾病，以皮肤散在或弥漫性丘疹、脓疱、囊肿、结节为主要临床表现，具有一定的损容性。本病各年龄段人群均可发病，但以15～30岁的青年男女发病率为高。有一定的自愈倾向，青春期过后往往自愈或症状减轻。但现代社会压力较大，成人存在生活不规律，夜寐推迟等问题，成人迟发性痤疮发病率增高，一部分患者呈现出病情反复、缠绵不愈的难治性表现，部分患者会在面部遗留凹凸不平的瘢痕，部分女性痤疮患者随月经呈现出周期性加重的特点。在痤疮患者中，寻常痤疮（AV）是痤疮最常见的分型，流行病学研究表明，寻常痤疮占痤疮病例总人数的99%。

现代医学治疗本病，多采用口服药、外用药、激光等治疗，疗效不稳定且多有不良反应。祖国医学在"治病求本"的原则下，通过辨证施治，不仅治疗效果明显，且伴随症状也随之改善，无明显不良反应，具有独特的优势。其中，针刺治疗痤疮，疗效显著，且不良反应小，患者接受度高，值得临床推广。

诊断

1. 多发于青年男女。

2. 主要见于面、额部，其次是胸、背及肩部等皮脂溢出部位。

3. 皮损初起为与毛囊一致的圆锥形丘疹状粉刺，分为开放性的黑头粉刺和闭合性的白头粉刺，同时伴有炎症损害如炎性丘疹、脓丘疹、脓疱、结节、囊肿等。

4. 一般无自觉症状，可有轻微痒、痛。

5. 病程慢性，时轻时重，多数至青春期缓解，少数患者至中年方痊愈，可遗留色素沉着、瘢痕。

验方

主穴 合谷、曲池、血海、面部皮损。

配穴 肺经风热者加鱼际、风池、尺泽，大椎、肺俞刺络拔罐放血；脾胃湿热者加内庭、足三里，胃俞、脾俞刺络拔罐放血；肝气郁滞者加太冲、行间，肝俞、膈俞刺络拔罐放血；血瘀痰结者加三阴交、地机、丰隆，膈俞刺络拔罐放血。

方义 "肺与大肠相表里"，合谷、曲池分别是大肠经的原穴、合穴，两穴相组，属阳主表，能疏风解表、宣肺除热；且"面口合谷收"，合谷又是治疗面口疾病的要穴。血海，为脾血聚集之地，善治各种血证，有运化脾血、活血化瘀之用。"治风先治血，血行风自灭。"痤疮与风邪相关，血海作为活血化瘀的效穴，是治疗痤疮的首选穴位。

操作 患者清水洁面后，取仰卧位，首先以 75％乙醇消毒面部，选用 0.18 mm×10 mm 一次性无菌针灸针，围刺痤疮皮损区。选 0.25 mm×40 mm 一次性无菌针灸针，直刺合谷、曲池、血海进针 30～38 mm，得气后平补平泻，留针 30 min，隔日 1 次，每周治疗 3 次，连续治疗 1～2 个月。刺络拔罐每周 2 次，每次留罐 10 min。

医案

吴某，女，30 岁，职员，2020 年 7 月 6 日初诊。

主诉 面部大面积丘疹 1 年余，加重 1 月。

现病史 患者 1 年多前明显诱因下出现面部红色丘疹，质稍硬，有触痛，未予重视。后症状反复发作，近 1 个月，皮损数量增多,且消退时间较长,消退后的皮疹留下暗红色瘢痕,月经前期皮损明显加重、经前乳房胀痛,烦躁易怒,纳可,寐一般,二便调,舌质红,苔黄,脉弦数。

治疗 采用上述验方,在主穴的基础上,加太冲、行间、膻中、肝俞、膈俞刺络拔罐放血,加强疏肝解郁之功,每周治疗 3 次,坚持 2 个月。治疗期间嘱患者饮食清淡,避免辛辣刺激食物。不使用各类化妆品,注意面部清洁。不熬夜,放松心情。治疗 2 个月后,丘疹数量明显减少,无新发脓疱较少,愈后皮肤瘢痕淡化,精神状态明显改善。

按语

痤疮属于中医"肺风粉刺"的范畴。祖国医学认为,素体阳热偏盛,肺经蕴热,复受风邪,熏蒸面部,发为本病;或过食辛辣肥甘厚味,助湿化热,湿热互结,上蒸颜面、胸背而致病;或是脾气不足,运化失常,湿浊内停,郁久化热,热灼津液,煎炼成痰,湿热瘀痰凝滞肌肤而发;或冲任失调,肌肤疏泄失畅而致。针灸能够疏通经络,祛风散邪,行气活血化瘀,清热利湿,扶正祛邪,调和阴阳,从而达到良好的治疗效果。

痤疮局部采用围刺法。围刺法早在《灵枢·官针》中就有记载,最初叫作"扬刺",是《内经》"十二节刺"之一,曰:"扬刺者,正内一,傍内四,而浮之,以治寒气之博大也。"即在病灶处正中刺一针,病灶周围刺四针,针刺在表浅部位,能够治疗寒气广泛聚集所引起的病证。围刺在扬刺的基础上逐步演变,现指以病灶区域为中心,多针围绕病灶边缘的包围式浅刺,针数常常大于 4 针,且针刺方向指向病灶中心。《灵枢·邪气脏腑病形》曰:"十二经脉,三百六十五络,其血气皆上于面而走空窍,其精阳气上走于目而为睛。"人体全身的经络气血均向上走行汇聚于面部。因此,围刺的应用不仅能疏通面部浮络,也能够调理全身气血,疏通经脉。

背俞穴刺络放血法则是针灸临床治疗痤疮的常用治疗手法。

《素问·血气行志篇》中云："凡治病必先去其血。"概括说明了刺血在疾病治疗中发挥的重要作用。《内经》中提到"菀陈则除之者，去血脉也""菀陈则除之者，出恶血也"，即表明郁积、陈旧的瘀血，应当及时除去，方能使经络通畅，血脉调畅。《灵枢·卫气》曰："气在腹者，止于背腧。"因此，脏腑之气输注于背俞穴，背俞穴刺络拔罐放血具有调和阴阳、通导腑气的作用。

干燥综合征是一种中年女性患病为主的典型慢性自身免疫性疾病,以唾液腺、泪腺等外分泌腺受累导致口腔和眼部干燥为主要特征,并伴皮肤黏膜损害、关节疼痛及血液、消化、呼吸、神经等多系统的损害。其发病率约 $0.5\% \sim 2\%$,好发于中年女性,男女之比 $1:20 \sim 1:9$,在老年人群中患病率则为 $3\% \sim 4\%$。目前,干燥综合征的确切病因虽不明确,但有多项研究发现,其病因可能与遗传、免疫、病毒感染、性激素等因素有关。目前治疗首选局部非药物治疗以对症治疗,改善局部症状。对于中重度患者,如果局部治疗效果不理想的,可考虑使用糖皮质激素、生物制剂、基因治疗、干细胞疗法等,但仅能改善症状、延缓疾病进展,且不良反应相对明显,所以制定出有效且安全的治疗方案迫在眉睫。针刺作为非药物疗法,具有有效、简便、经济、无不良反应的优势,其不但可增加唾液分泌,而且可改善味觉,减少唾液黏稠度,减少疲劳,在原发性干燥综合征中具有良好的应用前景。

诊断

1. 口腔症状:下述 3 项中有 1 项或 1 项以上。

(1) 每日感到口干持续 3 个月以上。

(2) 成人后腮腺反复或持续肿大。

(3) 吞咽感性食物时需用水帮助。

2. 眼部症状:下述 3 项中有 1 项或 1 项以上。

（1）每日感到不能忍受的眼干持续 3 个月以上。

（2）感到反复的沙子进眼或砂磨感。

（3）每日需用人工泪液 3 次或 3 次以上。

3. 眼部体征：下述检查 1 项或 1 项以上阳性。

（1）Schirmer I 试验（＋）。

（2）角膜染色（＋）。

4. 组织学检查：小唇腺淋巴细胞灶≥1。

5. 唾液腺受损：下述检查 1 项或 1 项以上阳性。

（1）唾液流率（＋）。

（2）唾液腺核素检查（＋）。

6. 自身抗体：抗 SSA 或抗 SSB（＋）。

7. 原发性干燥综合征具体诊断条例：①符合上述标准中 4 条或 4 条以上，且条目"4. 组织学检查"、条目"6. 自身抗体"至少 1 条阳性；②上述标准中 3、4、5、6 条目中任何 3 条阳性；③除外头颈部放疗史、丙肝、艾滋病、淋巴瘤等。

验方

主穴 廉泉、攒竹、丝竹空、中脘、气海、列缺、照海。

方义 廉泉为任脉、阴维脉交会穴，可助阴津上乘，使口舌得润；攒竹、丝竹空可疏通眼周经气；中脘、气海以健脾益气，补养后天；列缺、照海为八脉交会穴的一组配穴，列缺属肺经络穴，与肾金水相生，虚则补其母，再配肾经之照海，滋阴补肾之功尤著。诸穴相配，标本兼治，共奏通络润燥之功。

操作 穴位常规消毒，廉泉针尖向咽喉部刺入，针刺深度 0.3～0.8 寸；攒竹、丝竹空分别向另一穴沿皮透刺，进针 0.3～0.5 寸；列缺向上斜刺，针刺深度 0.3～0.5 寸；其余腧穴取 1.5 寸毫针直刺，针刺深度为 0.3～1 寸。进针后，以有麻胀酸痛为佳，留针 20 分钟。一周治疗 3 次，四周为一疗程，治疗两个疗程。

医案

冯某,男,42岁,职员,2020年5月4日初诊。

主诉　口干3年余。

现病史　患者3年前无明显诱因下出现口干,后逐渐加重。4月在当地医院检查:血小板472×10^9/L;免疫:RF 157 U/mL,ANA(+);ANA谱:抗SSA(++);肝功能轻度异常;唇腺活检符合干燥综合征(FS:2)。确诊为干燥综合征,遂来就诊。刻下:患者形体消瘦,口干,渴不多饮,进食时常需伴水咽下,面色黧黑、以眼周为甚,偶有眼干,颜面、四肢皮肤干燥及散在红斑、脱屑、发痒,双下肢可见过敏性皮疹,脱发,四肢多关节疼痛,唇色爪甲发绀,纳眠可,二便调,舌暗红,苔少薄白,舌下络脉迂曲,脉细涩。

治疗　采用上述验方,加用血海、三阴交。隔日1次,每次留针30 min,采用平补平泻手法,每周治疗3次。经过近3个月治疗后,患者自觉上述症状改善明显,可正常进食,颜面、四肢皮肤正常,偶有瘙痒,偶有关节轻微疼痛,可自行缓解。

按语

我国古代的医学文献中虽没有对干燥综合征这一病名进行记载,但根据其临床症状特点,多数医家将其归于"燥痹""燥证""燥毒"等范畴。干燥综合征的发病是由多种原因导致的复杂过程,先天禀赋不足,复感外邪;或者劳倦过度,饮食不节,情志失调,致使肺、肝、肾阴津匮乏,日久燥盛成毒,燥瘀互结,甚则气阴两虚,脏腑官窍失于濡润而发本病。故而治疗应以养阴清热、行气祛邪、通经活络为原则,使阴津充盛、邪去热消、经络条畅,从而使干燥症状得以缓解。

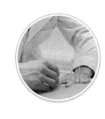

第六章　呼吸循环系统疾病

一　感冒

　　感冒是一种临床常见的急性上呼吸道病毒性感染性疾病，多由鼻病毒、副流感病毒、合胞病毒、柯萨奇病毒、冠状病毒、腺病毒等引起。临床症状常表现为鼻塞、喷嚏、流涕、发热、咳嗽、头痛等，多呈自限性，一般无发热及全身症状，或仅有低热、不适、轻度畏寒、头痛。大多散发，冬、春季节多发，季节交替时多发。感冒常采用对症治疗，一般以解热镇痛药缓解头痛、头晕、全身肌肉酸痛，鼻黏膜血管收缩药缓解鼻塞。若症状进一步加重，引起呼吸道感染或全身症状明显，则需根据相关指标进一步选用抗菌药物或抗病毒药物。

　　自古以来中医药治疗感冒便具有明显的优势，临床观察发现能快速缓解症状、缩短病程。在感冒后期常出现低热、咳嗽、乏力等症状，中医辨证论治临床效果非常显著，如感冒后咳嗽用止嗽散加减、热病后期气阴两伤用竹叶石膏汤加减等。而针灸作为中医药的组成部分，自古以来被大量应用于感冒的外治，显示了其良好疗效，在现代感冒的多样化治疗中占据了重要地位。

诊断

　　一般根据临床症状特点，上呼吸道症状明显而全身症状相对较轻，并排除过敏性鼻炎等非感染性上呼吸道感染，即可做出诊断。

验方

主穴 列缺、合谷、风池、外关、肺俞。

配穴 风门、曲池、足三里、大椎。

方义 本病病在肺卫，太阴、阳明互为表里，列缺、合谷为手太阴、手阳明经原穴，可祛风解表。感冒常以风邪为主夹杂寒、热、湿侵袭机体，风为阳邪，轻扬开泄，易袭阳位，风池属阳维和胆经汇聚，主要位于脑部后方，为治风要穴，取之可疏散风邪。外关为手少阳经络穴，又为八脉交会穴，阳维脉经此与手少阳经相通，可通利三焦，疏风清热。肺俞为手太阴经背俞穴，肺主皮毛，司腠理开合，可调整肺脏，驱邪外出。配穴随证加减。

操作 主穴每次必选，配穴按风寒、风热、暑湿随证选取。患者取仰卧位，75％乙醇擦拭常规消毒，选用 0.25 mm×40 mm 毫针，风池针刺方向向对侧眼睛方向倾斜，刺入 0.5～1 寸，列缺、合谷、外关常规针刺。留针 30 min。去针后，复取俯卧位，以闪罐法在双侧肺俞处留置火罐，留罐 10 min。每天 1 次，连续 3 天为 1 疗程。

医案

马某，男，31 岁，职员，2020 年 10 月 16 日初诊。

主诉 鼻塞流涕 3 天。

病史 患者 3 天前夜间骑车着凉后出现鼻塞，伴流清涕，打喷嚏，当时未重视，回家自行服用"感冒灵冲剂"后症稍缓解，后未再服药。今晨起自觉鼻塞加重，流黄浊涕，伴咽喉部疼痛，脘腹胀满不适，舌质偏红，苔薄微黄，脉浮。

查体 体温 37.3℃，扁桃体 I°肿大。

治疗 采用上述验方，考虑患者为风热感冒，选取列缺、合谷、风池、外关常规针刺，同时肺俞、大椎处拔罐。连续治疗两次患者鼻塞流涕症状明显好转，3天后随访患者诉感冒已近愈。

按语

　　感冒是感受触冒风邪而导致肺失宣肃，卫表不和的常见外感疾病，临床表现以鼻塞、流涕、喷嚏、咳嗽、头痛、恶寒、发热、全身不适、脉浮为其特征。本病根据病情的轻重和感邪的不同，又有伤风、冒风、冒寒、重伤风、时行感冒等名称。《素问·骨空论篇》即记载："风从外入，令人振寒，汗出头痛，身重恶寒。"《灵枢·百病始生》记载："卒然逢疾风暴雨而不病者，盖无虚，故邪不能独伤人……"论述了风邪从卫表侵入，但正气不虚，邪不可干；《素问·热论篇》记载："今夫热病者，皆伤寒之类也。"指出发热症状是由于人被寒邪所伤。汉代张仲景《伤寒论》以桂枝汤治疗表虚证，以麻黄汤治表实证，为感冒的辨证治疗奠定了基础。

　　综合而言，感冒以风邪为主因，每与当令之气或非时之气夹杂为患。病位在肺卫。陈雷主任治疗本病，选取手太阴、手阳明为主，并注重辨证，明确风寒、风热、暑湿等证，另选取配穴，同时兼顾头痛、恶心等兼证。

咳嗽是指胸腔突发性地收缩,造成肺部猛烈释放空气的动作,通常伴随声音,并反复出现。咳嗽是人体的一种保护性呼吸反射动作。当异物、炎症、分泌物或过敏性因素等刺激呼吸道黏膜里的感受器时,冲动通过传入神经纤维传到延髓咳嗽中枢,引起咳嗽。咳嗽常见于呼吸系统疾病,如咳嗽无痰或痰量很少为干咳,常见于急性咽喉炎、支气管炎的初期;急性骤然发生的咳嗽,多见于支气管内异物;长期慢性咳嗽,多见于慢性支气管炎、肺结核等。咳嗽虽然是一种保护性的反射动作,但也可能把气管病变扩散到邻近的小支气管,使病情加重。此外,持久剧烈的咳嗽不仅影响休息,还易消耗体力,并可引起肺泡壁弹性组织的破坏,诱发肺气肿。

现代医学治疗多应用镇咳药物及抗菌药物,为对症治疗及病因学治疗,但咳嗽病因复杂且涉及面广,诊断不易明确,很多患者常反复进行各种检查或者长期使用抗菌药物和镇咳药物,收效甚微并产生诸多不良反应,对患者的工作、学习和生活质量造成严重影响,同时也带来了严重的卫生经济负担。中医药应用于治疗咳嗽历史悠久,不论疾病早期抑或是晚期出现的咳嗽,经常规药物治疗改善不显著,经中医辨证治疗往往能取得较好疗效。

诊断

咳嗽既是独立的疾病,又是多种呼吸系统多种疾病的一个典型症状。一般临床参照症状即可诊断,根据病程大致区分急性咳嗽、亚急性咳嗽和慢性咳嗽。同时,综合病史、体格检查、影像学检查等明确病因学诊断。

验方

主穴　肺俞、列缺、天突、丰隆、合谷。

配穴　外关、大椎、鱼际、足三里。

方义　肺俞为肺气所注之处,位邻肺脏,可调理肺脏气机,使其清肃有权。列缺为手太阴经络穴及又八脉交会穴,通于任脉,具有理气疏风散邪,通调肺经经脉的作用,合谷为手阳明经原穴,与列缺相配可疏风祛邪,宣肺止咳。丰隆为胃经络穴,可通调脾胃两经,调理脾胃气机的升降。其余外关、大椎、鱼际、足三里随证加减。

操作　主穴每次必选,配穴按风寒、风热、痰湿随证选取。患者取仰卧位,75％乙醇擦拭常规消毒,选用 0.25 mm×40 mm 毫针,天突为针尖垂直皮肤切面直刺快速透皮,快速透皮后改沿胸骨柄后缘向下斜刺,进针约 0.5 寸;列缺沿上臂方向平刺约 0.3 寸,其余主穴常规针刺。留针 30 min。复取俯卧位,以闪罐法在双侧肺俞处留置火罐,留罐 30 min。每周 3 次,10 次为 1 疗程。

医案

曾某,女,35 岁,职员,2020 年 10 月 25 日初诊。

主诉　咳嗽 1 月余。

病史　患者 1 月余前受凉感冒后出现咳嗽,当时未重视,自行休息后鼻塞流涕等感冒症状缓解,咳嗽仍有,有白痰,伴咽干、咽痒不适,至医院就诊,予"复方甲氧那明胶囊、孟鲁司特钠颗粒"等药物口服治疗未见明显改善。半月前复诊予血常规＋CRP 检查未见异常。胃纳一般,夜寐可,小便正常,大便偏黏。舌淡红苔偏厚脉细滑。

查体 两肺呼吸音稍粗，无干湿啰音。

治疗 采用上述验方，考虑患者为咳嗽，辨证为痰湿蕴肺，针刺选取肺俞、列缺、天突、丰隆、合谷、足三里。针刺结束后在肺俞处拔罐。经 5 次治疗，患者咳嗽、咽干、咽痒等不适症状全部消失。

按语

咳嗽是临床常见病，中医治疗咳嗽历史久远，早在《黄帝内经》中即对咳嗽有专门的论述，《素问·咳论篇》言："五脏六腑皆令人咳，非独肺也。"指出咳嗽病因可来自五脏六腑所传之邪，若干于肺，则咳。明代名医李梴的《医学入门》以简驭繁，首次将咳嗽分为外感与内伤两纲。陈雷主任认为，咳嗽虽有外感和内伤之分，但以外感为常见，而外感又多由感受风寒而发，故疏导气机，疏风利气，即可在疾病早期扭转趋势；若患者体质虚弱，病程长，咳嗽呈进展性或反复发作、迁延不愈，则病邪较深，常以痰饮之邪为多见，此时注重去除病理因素，病理因素去则六淫之邪难以遁形，随之而易解。

三 哮喘

　　哮喘为支气管哮喘的简称,是由多种细胞(如嗜酸性粒细胞、肥大细胞、T淋巴细胞、中性粒细胞、气道上皮细胞等)和细胞组分参与的气道慢性炎症为特征,以咳嗽、胸闷、喘息、气促等呼吸道症状为主要临床表现的异质性疾病,反复发作,且缠绵难愈。多在夜间或清晨发作、加剧,多数患者可自行缓解或经治疗缓解。如诊治不及时,随病程的延长可产生气道不可逆性缩窄和气道重塑。哮喘在全球范围内流行,全世界范围内约有3.1亿支气管哮喘患者,在我国约有3000万人患有支气管哮喘,随着空气质量、环境状态的不断恶化,发病率呈逐年递增状态。

　　哮喘对于患者的日常生活和工作产生了极大的影响,如果不及时采取相关有效治疗,则可能会引起如慢性阻塞性肺病、心功能衰竭等多种疾病,严重还可能危及生命。

　　全球哮喘防治创议(GINA)越来越强调哮喘的治疗应该达到"临床控制",但哮喘总体控制水平并不高。GINA提出治疗哮喘的药物以吸入糖皮质激素和长效支气管舒张剂为主的阶梯治疗。在临床治疗中,仍有部分患者服用中高剂量糖皮质激素和支扩剂但仍达不到较为良好的控制水平,面临日常活动受限、影响生活质量的问题。针灸、穴位贴敷、中药等多种中医药方法已被多项临床、实验研究证实,对缓解疾病临床症状、减轻气道炎症、提高气道通气功能有较好的疗效。

诊断

1. 反复发作喘息、气急、胸闷或咳嗽，多与接触变应原、冷空气、物理、化学性刺激、病毒性上呼吸道感染、运动等有关。

2. 发作时在双肺可闻及散在或弥漫性，以呼气相为主的哮鸣音，呼气相延长。

3. 上述症状可经治疗缓解或自行缓解。

4. 除外其他疾病所引起的喘息、气急、胸闷和咳嗽。

5. 临床表现不典型者（如无明显喘息或体征）应有下列三项中至少一项：①支气管激发试验或运动试验阳性。②支气管舒张试验阳性。③昼夜 PEF 变异率≥20％。

符合以上 1～4 条或同时符合 4、5 条者，可以诊断为支气管哮喘。

验方

主穴 实证：肺俞、中府、定喘、膻中、大椎。

虚证：肺俞、太渊、足三里、定喘。

配穴 风门、列缺、尺泽、鱼际、膏肓、肾俞、天突。

方义 肺俞位于背部，属足太阳膀胱经穴，内应于肺脏，是肺脏精气输注于背部之穴，功能调理肺气、止咳平喘、散风邪、实腠理；中府为手太阴经募穴，与肺俞相配为俞募配穴，可调理肺脏，止咳平喘；定喘为止哮平喘之经验要穴；膻中为气会，可宽胸理气、舒展气机；大椎可通过协调正经之阳气，激发人体的祛邪能力。太渊为手太阴原穴，可益肺止哮平喘；足三里为保健要穴，具有调理气血阴阳、补虚培元的作用，也为合穴，合主逆气而泄之，也可以降肺胃之逆气而平喘。此外，辨证风寒、痰热、肺肾两虚等选用配穴。

操作 根据虚实辨证，判断哮喘虚实，选用主穴，并辨别风寒、风热等选用配穴。毫针常规针刺，留针 30 min。实证每天治疗 1

次,连续治疗 5 次为 1 疗程;虚证隔日治疗 1 次,连续治疗 10 次为 1 疗程。

另哮喘缓解期可使用穴位贴敷治疗。在三伏天时节,选取肺俞、厥阴俞、风门、定喘,予穴位贴敷,每次贴敷 2 小时。药物包括生白芥子、延胡索、细辛、甘遂为细末,用生姜汁调和成大小约 0.5 cm×0.5 cm 的药饼,用胶布固定于以上穴位。分别于头伏、中伏、末伏各重复贴敷 1 次,每次贴敷 2 h,以皮肤潮红为度,若皮肤反应较强,则稍提早去除。

医案

周某,男,35 岁,职员,2020 年 6 月 25 日初诊。

主诉 咳嗽、气急反复发作 5 年。

病史 患者 5 年前冬天感冒后偶出现气急,伴咳嗽,喉间痰鸣音,当时至当地人民医院就诊,予止咳平喘药治疗未见明显改善。行肺功能检查支气管激发试验阳性。后行各地医院就诊,予中药、膏方、针灸、穴位贴敷等治疗均未见明显疗效。发作以入秋明显,冬天加重,严重时咳嗽气急明显,难以平卧,需使用药物控制。平素易感冒,纳寐一般,二便正常。舌淡红苔薄白脉稍弱。

查体 两肺呼吸音清,未闻及干湿啰音。

治疗 采用上述验方,考虑患者哮喘,辨证为肺脾气虚。选用肺俞、太渊、足三里、脾俞、定喘、天突,留针 30 min。同时正值三伏天节气,选取肺俞、厥阴俞、脾俞、风门行穴位贴敷分别于头伏、中伏、末伏各重复贴敷 1 次。患者经 1 个疗程治疗后,冬天随访诉哮喘发作程度减轻,发作间隔延长。后嘱第 2 年三伏天继续来诊治疗。

按语

哮喘属于中医"哮病"范畴,多由宿痰伏肺,因外感、饮食、情志、劳倦等诱因触发引起痰气交阻，肺失宣肃，肺气上逆所致。早在《内经》就有关于哮证的记载，《素问·阴阳别论篇》提及"起则熏肺，使人喘鸣"，这里的喘鸣即指呼吸气促而痰鸣有声，系为泛指，也是由多种疾病共同所引起的一种症状，哮病亦被包括在内。元代朱丹溪在《丹溪心法》中提及："六淫七情之所感伤，饱食动作，脏气不和，呼吸之息，不得宣畅而为喘急，亦有脾肾体弱之人，皆能发喘。"本病病久多虚实夹杂，多与肺、脾、肾相关。《丹溪心法》中也提出"未发以扶正气为主，既发以攻邪气为急"的治疗原则。

陈雷主任认为哮病证候有虚、实之分，临床有发作期、缓解期之别，急性发作期，表现多以标实为主；缓解期，表现多以本虚为主。治疗时应遵循"发作治标，平时治本"的原则，对哮喘病发作期重在驱邪平喘，缓解期重在防护扶正。

慢性阻塞性肺疾病

慢性阻塞性肺疾病(COPD)是一组与气道和肺脏对有毒颗粒或气体的慢性炎性反应增强有关,以气流受限为特征的常见慢性肺部疾病,气流受限不完全可逆,呈进行性发展,主要累及肺部,可进一步发展为肺心病和呼吸衰竭。

伴随环境及生活方式的改变,COPD 在全世界的发病率及病死率呈逐年上升趋势,并造成了巨大的社会及经济负担。COPD 防治研究提出,反复急性加重将导致 COPD 患者肺功能及生活质量的显著下降,加强稳定期病情的控制及减少急性加重发作是其预防控制的关键。现代医学在治疗 COPD 急性期有显著优势,但在其早期预防、稳定期病情控制等还存在不足。传统医学治疗肺系疾病的历史悠久,其有效、简便、不良反应少等优点在社会上得到广泛认同。

诊断

主要根据吸烟等高危因素史、临床症状、体征及肺功能检查等综合分析确定。不完全可逆的气流受限是 COPD 诊断的必备条件。吸入支气管舒张药后 FEV1/FVC<70％及 FEV1<80％预计值可确定为不完全可逆性气流受限。有少数患者并无咳嗽、咳痰症状,仅在肺功能检查时 FEV1/FVC<70％,而 FEV1≥80％预计值,在除外其他疾病后,亦可诊断为 COPD。

根据 FEV1/FVC、FEV1％预计值和症状可对 COPD 的严重程度做出分级。

COPD病程分期：急性加重期(慢性阻塞性肺疾病急性加重)指在疾病过程中,短期内咳嗽、咳痰、气短和(或)喘息加重,痰量增多,呈脓性或黏液脓性,可伴发热等症状,稳定期则指患者咳嗽、咳痰、气短等症状稳定或症状较轻。

验方

取穴 肺俞、心俞、膈俞、脾俞、肾俞。

方义 肺俞、心俞、膈俞均为足太阳膀胱经穴,分布于肺脏之背部及脊柱两侧,背俞穴为脏腑之气输注之处,且肺主气,心主血,膈俞为血会,三者合用可调和气血,益肺补虚,兼以脾俞健脾化湿,培土生金。同时久病常虚,选用肾俞可固先天之本。

操作 以上验方适用于 COPD 稳定期,在三伏天时节,选取以上穴位予穴位贴敷,每次贴敷 2 小时。药物包括生白芥子、延胡索、细辛、甘遂为细末,用生姜汁调和成大小约 0.5 cm×0.5 cm 的药饼,用胶布固定于以上穴位。分别于头伏、中伏、末伏各重复贴敷 1 次,每次贴敷 2 小时,以皮肤潮红为度,若皮肤反应较强,则稍提早去除。

医案

商某,女,60 岁,离退休人员,2020 年 7 月 28 日初诊。

主诉 反复咳嗽 8 年,加重伴气急 1 年余。

病史 患者 8 年前感冒后出现咳嗽,对症治疗后感冒痊愈,但咳嗽仍有反复,其间就诊于医院予"祛痰剂、支扩剂"等对症治疗未见明显改善。晨起明显,咯痰色白质稠,动则气急。舌淡胖苔薄白,脉细弱。

查体 两肺呼吸音减弱,未闻及明显干、湿啰音。

治疗 采用上述验方,考虑患者喘证,辨证为肺脾气虚。经上述治疗后,次年冬病夏治时,患者诉咳嗽、咯痰已基本控制,气促情况也较前好转。

按语

慢性阻塞性肺疾病在中医学中属"喘证"范畴。明代张景岳在《景岳全书》中提及:"实喘者有邪,邪气实也,虚喘者无邪,元气虚也。"故喘证需辨其虚实,实者,邪壅于肺,使肺宣降失司;虚者,肺不主气,脾失运化,痰湿内生,肾失摄纳。本病与肺脾肾密切相关。中医药对于慢性阻塞性肺病的干预,常见于稳定期,陈雷主任在其稳定期的治疗常选用穴位贴敷疗法。

室上性心动过速是临床常见的一种阵发性、快速、规则的异位心律，心脏器质性病变、功能性障碍均可引起室上性心动过速，可引起心悸、强烈心跳感、多尿、出汗、呼吸困难等症状，持续时间长者可出现心绞痛、头晕、晕厥。室上性心动过速发作若得不到及时诊治可引起心肌缺血、心力衰竭，甚至引起心源性休克、死亡等严重不良后果。

现代医学对室上性心动过速方法较多，基本可分为胺碘酮、美托洛尔等药物治疗以及心脏射频消融术。此外，随着中医药理论和临床实践的不断研究及发展，中医药在治疗心动过速方面的优势逐步凸显。

诊断

一般每分钟心率超过 100 次即可诊断。但需明确诊断，辨别生理性和病理性，若为病理性则需要明确病因。

验方

主穴　心俞、厥阴俞、内关、神门。

配穴　脾俞、足三里、膈俞、太溪、三阴交、胆俞、日月。

方义　心俞、厥阴俞为手少阴经及手厥阴经背俞穴，可调心气以定悸；神门为手少阴经原穴，亦可宁心定悸，内关为手厥阴经络穴,可宁心通络,安神定悸。

操作　选用主穴,并心血不足、心虚胆怯、肾气亏虚等选用配穴。毫针常规针刺,留针30 min。注意背俞穴不可直刺过深。

医案

乐某,女,26岁,学生,2018年1月5日初诊。

主诉　心悸3月余

病史　患者3月余前熬夜后次日出现心跳加速,自觉有少许胸闷,无恶心、心绞痛、胸背痛等症状,间断发作,初始发作频率不高,未重视。后发作频率增加,夜间影响睡眠,至医院就诊查心电图检查未见明显异常,予稳心颗粒等口服治疗未见明显改善。为求针灸治疗,来我科门诊就诊。舌淡苔薄白,脉细。

查体　心率102次/分。

治疗　采用上述验方,考虑患者为心血不足,选取心俞、厥阴俞、内关、神门、脾俞、足三里等,每周治疗3次,连续治疗两周后自觉心悸发作频率降低,继续巩固治疗两周后而愈。

按语

室上性心动过速在中医学中归属于心悸病。心悸病是因外感或内伤,致气血阴阳亏虚,心失所养;或湿邪、痰饮、瘀血阻滞,心脉不畅,引起以心中急剧跳动,惊慌不安,甚则不能自主为主要临床表现的一种病证。因惊恐、劳累而发,时作时止,不发时如常人,病情较轻者为惊悸;若终日悸动,稍劳尤甚,全身情况差,病情较重者为怔忡。《伤寒杂病论》认为本病可由惊扰、水饮、虚劳及汗后受邪等因素诱发。朱丹溪则认为血虚、痰迷、痰火是惊悸的主要病因。

陈雷主任治疗本病,首先注重明确诊断、辨别禁忌证,在治疗方面,注重辨经辨证。正所谓"经络所通,主治所及",内关以及神门所在的两条经络,均与心脏有着密切的联系。内关穴是手厥阴心包经之络穴、八脉交会穴,《针灸甲乙经》中有云:"心澹澹而善惊恐,心悲,内关主之。"《备急千金要方》中云:"凡心实者,则心中暴痛,虚则心烦,惕然不能动,失智,内关主之。"神门为手少阴心经输穴、原穴,也可以用来治疗各类治心脏疾病。而在现代临床及实验室研究中有研究认为,针刺内关穴可以通过调节自主神经,从而调节心脏功能;通过调节自主神经系统的活动而实现增强冠脉血流量、激活垂体-肾上腺皮质系统的体液因子、改善心功能,从而起到纠正心律失常的作用。也另有研究发现,心脏支配神经节段为C6～T10,内关穴区肌肉由人体正中神经支配,其纤维来自C6～T1,两者在C6～T1有交汇重叠。心脏和内关穴的神经纤维有部分来自脊神经和迷走神经节中的同一个神经元。心脏与内关之间既存在通过中枢联系的长反射,也存在着不依赖中枢神经系统进行联系的短反射,两者的联系途径主要是正中神经。其次,注重各类兼证,辨别心血不足、心虚胆怯、肾气亏虚等随证施治。

原发性高血压

原发性高血压是一种以动脉压升高为特征,并可累及心、脑、肾等器官功能的全身性疾病。据全国统计资料显示:我国现有高血压患者已达 2.1 亿人,每年新增 350 万以上,其中约 60% 的患者的血压为 140~160、90~95 mmHg。全国每年因高血压及其并发症死亡人数超过 100 万。由高血压引起的中风患者每年有 200 万,全国心脑血管病总共死亡人数每年在 300 万以上,在人类死亡原因中占据第一位。

目前高血压病治疗主要为各类高血压药物的应用,药物治疗的目的是通过降低血压,预防或延迟心脑血管疾病的发生。但高血压的疗程常伴随终身,长期的服用降压药物容易引起各种不良反应,并且对身体重要器官也会产生不良反应,进一步加重高血压的发展。因此,高血压治疗要以个体化治疗为原则,针对不同患者、不同病期、不同年龄阶段等特点,给予科学合理的治疗。同时,要根据患者病情变化及时调整治疗方案,以控制血压稳定,减少器官损伤,预防并发症为目的。

近年来,中医药结合本身思维模式发挥其整体调节、辨证论治等特色,通过多途径、多靶点综合调理,在防治高血压方面展现了明显的优势。

诊断

在未使用降压药物的情况下,非同日 3 次诊室血压测量收缩压≥140 mmHg 和（或）舒张压≥90 mmHg，可诊断为高血压。高血压分级一般认为，一级高血压收缩压为 140～159 mmHg，舒张压为 90～99 mmHg；二级高血压收缩压为 160～179 mmHg，舒张压为 100～119 mmHg；三级高血压收缩压大于 180 mmHg，舒张压大于 120 mmHg。

验方

主穴 合谷、太冲、足三里、曲池、风池、百会。

配穴 曲泉、肝俞、肾俞、丰隆、阴陵泉、中脘。

方义 风池可疏调头部气机、平肝潜阳；合谷、太冲分别为手阳明经、足厥阴经之原穴。合谷属阳，太冲属阴，两者相合为四关穴，可调和气血、疏通经络、调脾疏肝。足三里、曲池分别为足阳明经和手阳明经的合穴，曲池可调节大肠传化糟粕的功能，通调腹气，气机和畅；足三里可补益脾胃，配伍应用以治其本。百会位于巅顶，为诸阳之会，取之可泻诸阳之气，平降肝火。其余随证加减。

操作 选用主穴，按辨证选取配穴。毫针常规针刺，垂直进针，留针 30 min。

医案

钱某，女，71 岁，退休人员，2020 年 7 月 5 日初诊。

主诉 头晕半月。

病史 患者半月余前于家中沙发平卧时自觉头晕，无恶心呕吐，无视物旋转，午睡后未见明显缓解。今日晨起出现上症再发，至当地卫生院就诊后，予苯磺酸氨氯地平 1♯ qd 处理。现晨起头晕偶有，性质同前，为进一步治疗来我科就诊。既往有高血压病病史 20 年余，最高血压达 170 mmHg/95 mmHg，平素服用苯磺酸氨氯地平 1♯ qd 控制，自诉血压控制可。纳寐可，舌尖红苔薄，脉弦。

查体 血压为 150 mmHg/90 mmHg。

治疗　嘱患者采仰卧位,选用上述主穴,治疗 3 次后患者诉头晕症状较前稍改善,嘱患者继续监测血压,可继续针灸门诊就诊。

按语

高血压病为现代医学病名,在中医学古籍中没有以"高血压"作为专病及病名的记载。首先提到高血压病的是清末民初的河北名医张锡纯,将其称之为脑充血病,其实质是在高血压的基础上合并高血压脑病、或合并中风后医家多将其归属于中医学的"眩晕""头痛""厥""肝风""中风""肝阳"等范畴。目前,诸医家多认为高血压的病因主要是饮食不节、起居无常、七情内伤、劳逸失度、年老体虚、禀赋不足等。对高血压病机的认识,可归纳为风、火、痰、虚、瘀几方面。其病位在肝,与脾、肾有密切的关系。陈雷主任认为,本病主要责之为肝脾,并提出活血散风,疏肝健脾为治疗大法。

冠状动脉粥样硬化性心脏病是由于冠状动脉血管发生动脉粥样硬化病变而引起血管腔狭窄或阻塞,造成心肌缺血、缺氧或坏死而导致的心脏疾病,临床常被称为"冠心病"。但广泛意义上的冠心病范围可能更大,还包括炎症、栓塞等导致管腔狭窄或闭塞。世界卫生组织将冠心病分为以下五类:隐匿型(或无症状型)冠心病、心绞痛、心肌梗死、缺血性心肌病和猝死等五种临床类型。其中以心绞痛和心肌梗死最为常见。心绞痛又分为稳定型与不稳定型两种,急性心肌梗死分为"ST 段抬高型心肌梗死"和"非 ST 段抬高型心肌梗死"两类。其主要症状表现为 5 大特点,如:典型的胸骨后疼痛、疼痛性质多为压榨性疼痛、常因劳累或者情绪诱发、持续时间一般为 3～5 分钟、含服硝酸甘油可以缓解。

近年来随着生活水平和生活方式的改变,冠心病的发病率逐年上升。针灸作为中医特色治疗的一部分,历史渊源流程,其主要特点是通过刺激经络腧穴,调节脏腑气血以达到防病治病的目的。目前针灸作为中医特色治疗的外治法,可用于冠心病的轻症如心绞痛的治疗。

诊断

心绞痛的诊断:根据典型的心绞痛症状,并排除其他原因导致的心绞痛,可初步诊断;如能描记到心绞痛发作时心电图有心肌缺血改变可确定诊断;必要时可做激发试验(如心电图运动试验)。

对少数症状不典型的心绞痛,冠脉造影可确定病变的部位、程度,是明确诊断及手术治疗的依据。冠脉 CT 是借助计算机辅助成像技术、检查冠状动脉的无创性方法。

验方

主穴 内关、心俞、膻中、膈俞、厥阴俞。

配穴 合谷、气海、关元、中脘、丰隆、足三里、至阳、太冲。

方义 内关是手厥阴心包经之络穴,又是八脉交会穴,与阴维脉相通,《难经》指出:"阴维为病苦心痛。"内关是治疗胸痹心痛要穴;心俞为治疗心疾之要穴,可疏通心络、调理气血;膻中为八会穴之气会可调畅心脏所之处胸膺之气;膈俞,具有祛瘀通络、行血止痛之效。厥阴俞为心包之背俞穴,与膻中相配可宽胸理气止痛。其余配穴随证加减。

操作 选用主穴,按辨证选取配穴。膻中向下平刺,背部腧穴不可深刺,其余毫针常规针刺,留针 30 min。

医案

徐某,女,45 岁,公职人员,2020 年 1 月 12 日初诊。

主诉 反复胸闷 2 月余。

病史 患者 2 月余前劳累后出现胸闷,当时无心前区绞痛,无背痛,无眼前黑矇等,平卧休息后症状稍缓解,当时未重视未就诊治疗。此后数天症状反复发作,偶有夜间发作影响睡眠,次日至医院就诊,查心电图、BNP、心肌酶谱等均未见明显异常。予"参茸养心胶囊"等症状稍改善,但仍反复发作。今为求针灸治疗,来我科门诊就诊。平素脾气较大,纳寐一般,舌淡红苔薄白,脉弦。

治疗 嘱患者采仰卧位,选用上述穴位,内关、膻中、合谷、太冲,留针 30 min,复取俯卧位,选用心俞、膈俞、厥阴俞,留针30 min。隔日行针灸 1 次,连续治疗五次后症状较前减轻。

按语

心绞痛在中医属"胸痹""心痛""真心痛"等范畴。胸痹出自《灵枢·本藏》，指胸膺部闷窒疼痛的一种病证；心痛出自《灵枢·经脉》，指心前区、心窝部疼痛；真心痛指心痛极其危重者，三者均可见于心绞痛。对于胸痹的病因病机，《素问·调经论篇》载"阴盛则内寒"；《金匮要略》中记载"阳微阴弦"，即上焦阳气不足，下焦阴寒内盛；李东垣《医学发明》云："通则不痛，痛则不通。"故胸痹在治疗过程中，应根据病因病机的不同随证加减。胸痹的发生常与寒邪内侵、情志失调、饮食不当、年老体虚等因素有关。本病病位在心，与肝、肾、脾、胃关系密切。基本病机为心脉失养或心络不畅通。

八 低血压

　　低血压是指收缩压低于 90 mmHg 和（或）舒张压低于 60 mmHg。低血压的主要危害是造成人体各器官供血不足。多好发于老年人及青年女性,身体瘦弱者。其中,体质性低血压最为常见,一般认为与遗传和体质弱有关,多见于 20～50 岁的妇女和老年人,轻者可无任何症状,重者出现精神乏力、头晕、头痛,甚至晕厥。一般此类患者的血管收缩调节功能较差,多缺乏体育锻炼。不会引起体征或症状或仅引起轻微症状的低血压几乎不需要治疗,但有相应躯体症状的人群应该引起重视,增强相应体质锻炼或相应干预。

诊断

　　收缩压≤90 mmHg 和（或）舒张压≤60 mmHg。排除继发性疾病。

验方

　　主穴　心俞、脾俞、肾俞、百会、足三里。

　　配穴　内关、关元、气海、三阴交、膻中。

　　方义　心俞、脾俞、肾俞为心、脾、肾的背俞穴,背俞穴与五脏六腑内外相应,关系密切,是五脏六腑之气转输聚会于背部的特要穴位,可益气养血;百会属于督脉,入络于脑,可益气升阳;足三里为胃下合穴，是常用的保健穴，可健脾益胃化生气血。其余随证加减。

操作 选用主穴，按辨证选取配穴。背俞穴不可深刺。毫针常规针刺，垂直进针，留针 30 min。背俞穴、百会、足三里、气海、关元等可用灸法。

医案

叶某，女，50 岁，职员，2019 年 7 月 5 日初诊。

主诉 乏力 2 年余。

病史 患者 2 年余前在家中长时间干家务后出现四肢乏力，伴少许头晕，无恶心呕吐，无视物旋转等，平卧休息后稍缓解，此后乏力时作，休息不能完全缓解，至医院就诊，查体见 BP 90/60 mmHg，电解质等未见异常，予口服"珍宝丸"等药物后未见明显改善。近年来患者曾行口服中药、各类养生艾灸等均未见明显疗效。今为求针灸治疗，来我科门诊就诊。纳寐一般，舌淡红苔薄白，脉细弦。

查体 血压为 92 mmHg/65 mmHg。

治疗 嘱患者采取俯卧位，选用上述主穴，心俞、脾俞、肾俞采用艾盒灸，30 min 后改用仰卧位，选取百会、足三里、内关、关元、气海、三阴交，常规针刺留针 20 min。经治疗 10 次后患者肢体乏力症状较前改善。

按语

体质性低血压症现代医学以营养支持、对症处理、运动锻炼为主治疗，尚无明显针对性及特殊治疗方法，其病因并不十分清楚，多与家族遗传性及个体特异性相关。祖国医学按其主要临床症状特点，可分别归类属"晕厥""心悸""虚劳"病证范畴，综合各医家对原发性低血压病的病因病机认识多以虚为主，治疗上以补法为主。本病与心、脾、肾等关系密切。基本病机为气血亏虚。

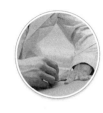

第七章 其他疾病

乳腺增生

一

乳腺增生（MGH）是乳腺主质、间质不同程度的增生过度和（或）复旧不全所导致的乳腺组织正常结构紊乱的一种疾病，病理形态上是以乳腺导管、腺泡扩张以及间质纤维组织和上皮不同程度增生为特点。以一侧或双侧乳房胀痛和肿块为主要表现，部分患者具有周期性。乳房胀痛一般以月经前较为明显，经来痛减，严重者整个月经周期均疼痛。本病多见于 25～50 岁女性，其发病率约占育龄女性的 40%，占所有乳房疾病的 75%，并具有一定的癌变率，为 2%～4%。本病发病机制尚不十分明确，目前认为与性激素分泌失衡有关，由下丘脑-垂体-卵巢性腺轴调节紊乱所致，尤其是雌二醇的异常增多、黄体酮的绝对或相对降低、泌乳素含量增加是发病的主要原因。长期的不规律饮食、不良的生活方式、精神压力过大、多次人流、月经紊乱以及焦虑、抑郁的心理状态等均可引起或加重本病。西医目前尚无较好的治疗方式，病情较轻者，进行心情疏导和健康宣教治疗；对于肿块较大、疼痛严重者，多采用手术切除肿块或给予激素来调节内分泌水平，虽见效快，但均有不同程度的不良反应，且停药后易反复。中医针灸在治疗本病上有巨大优势，能较好地减轻症状并改善病情，提高患者的生活质量。

诊断

1. 乳房出现不同性质的疼痛（胀痛、隐痛、刺痛等），疼痛程度不同，可出现放射性，放射至胸胁肩背。疼痛受月经周期和情绪影响。

2. 乳房出现单个或多个肿块，单侧或双侧均可出现，与周围组织界限不明显，形态不规则，活动度良好。

3. 辅助检查：B超可见乳腺组织结构紊乱和增多、增高、增强的反射波；其中部分腺体表现为光斑或光条反射区；囊肿形成表现为液性暗区，边界清楚具有局限性。钼靶X线可见乳腺增生区域出现均匀或不均匀的密度增高影，可呈局限性或广泛性；部分出现团块状、条索状或云雾状改变；部分患者可见散在分布的结节状钙化影。必要时作组织病理学检查。

验方

主穴 膻中、乳根、期门、足三里、内关、肩井、天宗。

配穴 肝郁气滞：太冲；痰湿阻络：丰隆、中脘；冲任失调：肝俞、肾俞。

方义 本病病位在乳，涉及肝、胃二经。膻中、乳根位于乳房局部，可宽胸理气、消除气血之瘀阻；期门邻近乳房，可疏肝理气、化滞散结；丰隆祛湿化痰、通络消肿；足三里健脾化湿、调理气血；四总穴歌云："心胸内关谋。"内关穴可条畅气机；《百症赋》中有"肩井，乳痈而极效"的记载，肩井可疏肝解郁，又可泄胃经积热，具有通经活络止痛，清热散瘀破结之效；天宗穴与乳房前后相对，能够疏通乳房局部气血，疏肝理气，活血祛瘀散结。

操作 主穴每次必选，配穴随证选取。患者取仰卧位，75%乙醇擦拭消毒，膻中向患侧乳房横刺、乳根向上刺入乳房底部，期门沿肋间隙向外斜刺或刺向乳房，浅刺肩井穴，针尖朝向前下方乳房方向。余穴常规针刺。去针后，取俯卧位，以三棱针或梅花针扣刺天宗穴，以3号罐吸拔10 min，出血1～2 mL。每周三次，10次1疗程，月经期停一周，一般治疗2～4疗程。

医案

栗某,女,34 岁,教师,2020 年 1 月 2 日初诊。

主诉　双乳肿块疼痛 1 年余,加重 2 月。

现病史　患者自诉 1 年前偶感双乳胀痛,症状逐渐加重,未予重视。近 2 月来,自感双乳疼痛加剧,尤以生气后较重,如针刺样,自行服用消炎丸未见好转。2019 年 11 月 29 日 B 超示:双乳乳腺增生伴结节样改变,超声 BI - RADS 分类 3 类。故慕名前来寻陈雷主任诊治。现患者心烦、急躁易怒,双乳刺痛。精神可,面色暗黄,胃纳可,二便调,舌淡红,舌苔薄白且干,脉弦。

检查　两侧乳房对称,乳头无凹陷,皮肤颜色正常,于坐位时两侧乳房外上象限可触及椭圆形包块,质地适中,边界较为模糊,稍压痛,活动正常。

西医诊断　乳腺增生。

中医诊断　乳癖(肝郁气滞)。

治疗　采用上述验方,每周治疗三次。三次针灸治疗结束后,患者即诉疼痛明显缓解。嘱其畅情志、宽胸怀、规律生活、饮食。1 月后患者自述两侧乳房已没有痛感,触诊未发现包块,压之没有明显疼痛。继续巩固治疗 1 个月。半年后随访无复发。

按语

乳腺增生属于中医"乳癖""乳痞"和"乳中结核"的范畴,陈雷主任认为,其发病与肝、脾、肾及冲任二脉关系密切,因肝郁气滞或冲任失调,而导致气滞血瘀、痰凝结聚乳络形成乳房结块。总体来看,以气血失调为本,痰凝血瘀为标,主要从肝郁气滞、痰湿阻络、冲任失调三个方面来认识。《疡科心得集》:"有乳中结核,形如丸卵,或坠重作痛,或不疼痛,不发寒热,皮色不变,其核随喜怒而消长,此名乳癖。"《外科正宗》:"忧思伤肝,思虑伤脾……致经脉痞涩,聚集成核,初如豆大,渐若棋子。"表明乳癖与肝郁和痰浊有关。因此,乳癖的治疗应该以疏肝理气,化痰祛瘀为主。

针刺是中国传统医学的特色疗法,可修复受损神经元、调节气血运行、增加乳腺组织供血量、促进乳腺组织血液循环、疏肝理气、化痰通络。针刺乳房局部穴位可行气疏肝,改善乳腺组织血液高凝状态,扩张乳腺组织血管,改善乳腺组织血液循环。

陈雷主任临证发现,乳腺增生患者在其天宗穴附近皆有明显压痛点,且根据神经节段理论,天宗穴附近有第3、4、5胸神经后支的外侧皮神经分布,在天宗穴放血可刺激乳房部位,调整下丘脑-垂体-卵巢轴内分泌功能,抑制增生细胞复制,促进乳腺增生组织恢复正常。

湿疹

　　湿疹是由内外多种因素引起的一种炎性、变态反应性疾病,其临床特点为皮损形态多样,如丘疹、疱疹、肥厚、苔藓样变、色素沉着等,并伴阵发性瘙痒,常对称分布,易反复发作。根据患者病程病势缓急分为急性发作、亚急性发作和慢性发作。据统计,在发达国家儿童中流行率高达 30%、成人流行率约 10%,随着经济水平的提高及环境的恶化,发展中国家湿疹的流行率有明显增高的趋势。现代科学技术并没有完全阐明湿疹的具体发病机制。目前认为湿疹的发生主要是免疫反应过程,T 细胞中 Th1 与 Th2 亚群动态平衡的失衡是主要原因。湿疹病因复杂,瘙痒剧烈,久治久发,给患者身体和心理同时带来长期伤害。对于湿疹的治疗,现代医学以口服或外用激素、激素类软膏或口服镇静剂为主,但不良反应较大,且复发率高。越来越多的患者渴望接受非激素的、绿色疗法的治疗。近年来,针灸以其见效快、实用、安全、复发率低等诸多优势被湿疹患者接受。

诊断

　　1. 临床上具备了下列某些皮损,如红斑、丘疹、水疱、糜烂、渗液、脱屑、肥厚、皲裂等。

　　2. 伴有不同程度的瘙痒。

　　3. 男女老幼皆可发生。

　　4. 四季均可发生。

5.排除其他内科疾患继发皮肤瘙痒的皮肤损害,或其他皮肤病引起的湿疹样改变等。

验方

主穴

穴组一:印堂、曲池、血海、足三里、三阴交、皮损局部。

穴组二:风门、肺俞、膈俞、脾俞、胃俞、皮损局部。

配穴 湿热蕴肤型:合谷、内庭,脾虚湿盛型:阴陵泉、丰隆,血虚风燥型:肝俞、风市。

方义 印堂为督脉穴,安神镇静;曲池既能清肌肤湿气,又可化胃肠湿热;血海、膈俞养血活血;足三里、脾俞、胃俞健脾益气血,能标本兼顾;三阴交调理肝脾肾三脏而祛湿邪,足三里、三阴交相配,共除肌肤之湿热。风门祛风,肺俞穴补益肺气,益气固表,同时可以增强人体抵御外邪的能力;诸穴相配,标本兼治,共奏祛风散邪、清热解毒、健脾养血之功。

操作 穴组一、二先后毫针刺,配穴按辨证分型随证选取。患者取仰卧位,75％乙醇擦拭消毒,先选穴组一针刺;后取俯卧位,再针刺穴组二,皮损局部采用围刺。留针 20～30 min,去针后,可在膈俞、大椎、委中、皮损局部行三棱针点刺或皮肤针叩刺后拔罐放血,隔日一次以祛瘀生新,和血养血,泻热息风。每周治疗 3 次,10 次为 1 疗程,一般治疗 1～5 个疗程。

医案

盛某,男,36 岁,个体户,2021 年 3 月 21 日初诊。

主诉 四肢泛发皮疹伴瘙痒 2 年余,加重 1 月。

现病史 2 年多前患者无明显诱因肘窝、腘窝出现多发斑点状皮疹,瘙痒、渗液,在当地皮肤科就诊,予以抗炎、止痒治疗(具体不详),症状好转。但病情反复,且逐渐加重。1 月前,患者饮酒后症状加重,瘙痒异常;近日天气闷热,症状明显加重。患者欲求针灸治疗,遂来陈雷主任处求诊。现患者四肢可见皮疹,口干口苦、喜冷饮,食欲可,大便时黏腻不爽,梦多,舌暗红、舌薄黄,脉滑数。

查体　肘窝、腘窝多发斑片状暗红色皮疹,局部皮疹肥厚粗糙、干燥脱屑,散在多发红色丘疹,伴少量渗液。

西医诊断　湿疹。

中医诊断　湿疮(湿热蕴肤型)。

治疗　采用上述验方,隔天 1 次,10 次为 1 个疗程。针刺结束后,选取膈俞、委中点刺后加拔火罐。因患者皮肤抓破,不耐久留火罐,故留三分钟即取罐,患者自诉取罐当时即自觉瘙痒缓解。嘱咐患者治疗期间,禁忌饮酒、熬夜,不吃海鲜及辛辣食物;嘱患者穿宽松衣服,以减少对皮损处的摩擦及刺激。经治疗 1 个疗程后,患者自觉瘙痒明显改善,局部皮损有所减少。治疗 2 个疗程皮肤瘙痒消失,局部皮损大部分消退。经治疗 4 个疗程后,患者局部皮损完全消退痊愈。嘱患者注意饮食,避风寒,随访半年未复发。

按语

中医古籍中无湿疹的记载,湿疹属中医学中"湿疮"范畴。陈雷主任认为湿疹是由禀赋不耐,外湿和内湿搏结不解,日久化热,浸淫肌肤所致。病久湿伤阳气,热伤阴血,又可转化为寒湿型和血虚风燥型。湿邪始终贯穿于整个病变过程。

陈雷主任主张针灸临床治疗湿疹,要注重整体调节。局部病变往往是脏腑内在病变在局部的反应,应以中医理论为依据,注重整体观,探究疾病本源,注重从内而治。陈雷主任善用背俞穴调整内脏功能。《素问·长刺节论篇》载:"迫藏刺背,背俞也。"体现出背俞穴和五脏之间存在的密切联系。现代研究亦发现背俞穴紧邻交感神经和副交感神经细胞发出节前纤维,而内脏的感觉神经元的胞体存在于相应的脊神经节或脑神经节内,结合背俞穴的独特作用进行针刺可调理脏腑。《外科正宗》指出"血热郁滞不散而致"，血出则热泄瘀散；针刺和放血可以改善血管舒缩功能，针刺或放血直接刺激于病变部位，增强毛细血管通透性和组织的气体交换，产生一系列神经-内分泌反应，有效对脏腑与神经功能进行全面调控，对免疫性疾病有显著疗效。总的来看，针灸疗法治疗湿疹具有提高人体免疫力、抗炎、抗过敏、改善局部微循环，促进炎症吸收，加速皮损愈合的作用。

抑郁症

抑郁症（MDD）是一种常见的以持续性的心境不佳、忧郁沮丧、情感低落、精力或兴致缺乏等为临床特点，且伴有认知障碍或躯体症状的精神障碍。其具有高患病率、高复发率、高致残率和疾病负担沉重等特征，给患者本人及其家庭带来极大的痛苦。抑郁症发病率在近几年逐年增高，全球发病率已达 11％，发病年龄大多为 20～40 岁，我国也是抑郁症大国之一，抑郁症已位居中国精神疾病负担报告第 2 位。其病因复杂，涉及遗传、神经内分泌、生化、社会心理等多方面因素，目前多数学者认为遗传因素与抑郁症关系密切。其发病机制尚不明确，但普遍认为与中枢神经系统去甲肾上腺素、5-羟色胺等处于低水平有关。目前，西医治疗本病以抗抑郁药治疗为主，其可有效缓解抑郁症的低落情绪以及伴随的躯体神经症状，但其不良反应影响了患者的依从性，并且关于抗抑郁药物的使用标准，国际上公布的指南说法不一，导致患者出现用药不规范等行为，进而对本类药物出现过度依赖等不良后果。近年来，针灸疗法治疗抑郁症已广泛运用于临床，针灸治疗抑郁症效果确切，安全性强，是一种独具特色和优势的治疗手段。

诊断

抑郁症以心境低落为主要表现，并应有以下中的至少 4 项，即可诊断为抑郁症：①对日常生活不感兴趣、无愉悦感；②无明显原因的疲惫感或精力锐减；③迟滞或激越的精神运动性活动改变；

④过低评价自我、反复自责或有内疚感；⑤思考能力自觉下降或联想发生困难；⑥有想死的想法或有自杀、自残行为；⑦难以入睡、早醒，或睡眠过多等睡眠障碍；⑧无食欲或体重明显下降；⑨性欲明显减退。

此类症状出现并持续大于 2 周，如有心情低落家族史者则更有助于诊断。

验方

主穴　取百会、神门、人中、风府、承浆、上星、曲池、申脉、劳宫、太冲。

配穴　肝气郁结：行间、肝俞；气郁化火：内庭、支沟；心脾两虚：足三里、三阴交；阴虚火旺：三阴交、太溪。

操作　主穴每次必选，配穴随证选取。患者取仰卧位，75％乙醇擦拭消毒，人中斜向上刺 0.3 寸，百会、上星平刺 0.5 寸，余穴直刺 0.5～0.8 寸，运用平补平泻的手法行针，留针 30 min。每周 3 次，10 次 1 疗程。

方义　"鬼穴"首载于孙思邈《备急千金要方》："百邪所病者，针有十三穴也。"古代用于治疗癫狂，发展至今，其临床病证范围已大大扩展，可有效治疗焦虑、抑郁等精神病证。验方选取"鬼穴"中人中、风府、承浆、上星、曲池、申脉、劳宫、太冲 7 穴。其中，人中、上星、风府为督脉穴位，督脉为"阳脉之海"，承浆为任脉穴位，任脉为阴脉之海。任督相配，一阴一阳，可共奏交通任督、平衡阴阳之功。申脉通于阳跷脉，可治疗失眠、癫狂痫等神志病，与其他鬼穴合用，可通五脏六腑之气。劳宫能泻心火，开七情之郁结，又能醒神开窍。曲池擅清热，尤其是腑气不通以致浊气上扰清窍出现神志不清者。神门可宁心安神、宽胸解郁。百会镇静安神，平肝息风，太冲疏肝理气，和胃健脾。诸穴合用具有疏肝理气解郁、提神醒脑、标本兼治的功效。

医案

庞某,女,39 岁,家庭主妇,2019 年 8 月 21 日初诊。

主诉 情绪低落 4 年余,加重 3 个月。

现病史 患者 4 年前曾和丈夫发生争执,丈夫动手扇其耳光,虽未造成明显伤害,但一直耿耿于怀,心情低落,紧张害怕,敏感多疑。此后常觉不开心,自诉 4 年来心情"没有好过",后出现头部紧绷感,在宁波市心理咨询中心就诊,诊断为抑郁症,服用黛力新治疗,头部紧绷感消失,情绪低落有缓解。3 个月前因小事再次与丈夫发生争执,病情加重,情绪低落明显。2 个月前,再去宁波市心理咨询中心就诊,医生改用帕罗西汀片。服药近 2 个月,现患者头部紧绷感,自觉乏力,心慌不适,担心病情,紧张,情绪低落,易哭,记性不如从前,做什么都没兴趣。患者听病友介绍,针灸治疗本病效果好,故慕名寻陈雷主任诊治。病来,大小便无殊,纳差,睡眠差,体重稍下降。舌红苔薄黄,舌下络脉暗红,脉涩。

查体 神清,精神软,衣着适时,时间、地点、人物定向准确。回答切题,无思维障碍。注意力、记忆力、智能基本正常。表情愁苦,情绪低落,担心病情。无异常、怪异行为,自知力存在。

西医诊断 抑郁症。

中医诊断 郁病(肝郁气滞型)。

治疗 采用上述验方,每周治疗三次,帕罗西汀片继续服用,并结合心理疏导。患者情绪逐渐好转,焦虑缓解,对家庭关系能够冷静看待。治疗 1 周后,患者自诉紧张不安情绪缓解,胃口稍好转,睡眠好转,头部紧绷感缓解,乏力好转。治疗 1 个月后,患者诉诸症减轻。患者要求停帕罗西汀片,嘱咐患者再巩固 2 周。后逐渐停药。治疗近 4 个月,患者完全停药。3 个月后随访,未复发。

按语

抑郁症的病名在古籍中未有记载，根据其症状特点，抑郁症可归属于中医学"郁证"，亦即情志抑郁类郁证的范畴。郁证，其临床表现极为复杂，泛指由外感六淫，内伤七情引起的脏腑功能不和，从而导致多种病理产物的滞塞和郁结之证。郁证由情志不舒、气机郁滞，使脏腑阴阳气血失调所致。抑郁证的病理基础是肝气郁结，气机不畅。治疗以调神理气，疏肝解郁为原则，多取督脉、手足厥阴经及手少阴经。

陈雷主任集 30 余年临床经验，对抑郁症形成一套完整的治疗体系，以补虚泻实、治病求本、疏肝解郁为原则针刺十三鬼穴，并以养心安神为目的。陈雷主任认为鬼穴"穴少而精"，涉及经脉多，且多为五输穴，可"从阴引阳"，对脏腑功能调和及情志气机调节具有重要意义。根据其分布特点、穴位特性及与脏腑的从属关系，陈雷主任总结"十三鬼穴"具有以下功能：①善和阴阳，取穴阴经阳经各半，涵盖"阴脉之海""阳脉之海"，针刺作用于鬼穴上可促使气机条畅，阴阳调和，趋于平衡。②调节五脏，"十三鬼穴"涉及心、肺、脾、胃等脏腑，针刺局部可通过表里相应，进而加强脏腑间协同作用。③交通经络，鬼穴所在经脉纵横分布于人体，针刺穴位所在经络可激发经气传导。结合古代医家记载及现代应用发现，无论是十三鬼穴全套并用，还是辨证选取某几个穴位，甚或单穴操作，在抑郁症的临床治疗上均可取得较好疗效。针刺十三鬼穴，能调节下丘脑-垂体-肾上腺轴，降低相关激素水平，且能提高中枢神经系统内5-羟色胺、去甲肾上腺素、多巴胺水平，从而改善情绪低落等症状。

另外，陈雷主任强调，对于抑郁症患者，我们一定要辅以心理治疗，通过与患者的沟通了解，帮助其改变错误的认知及思维。

斑秃(AA)是一种骤然发生的局部斑片状脱发性毛发疾病,呈片状分布,可一处或者多处发生,脱发区面积大小不等,形状呈椭圆形、圆形或不规则形,亦可融合成大片,甚至全秃。一般无自觉症状,病变处头皮光亮,无炎症。病程可达数月或数年,可自愈,也可反复发作或边长边脱者。目前本病病因尚不明确,可能与精神、内分泌、应激、自身免疫、过度劳累及遗传等有关。随着经济的飞速发展,人们工作、学习压力加大,斑秃发病率越来越高。现代医学对斑秃的治疗方法主要包括口服激素、免疫调节剂等药物并配合使用物理疗法,虽具有一定疗效,但不良反应明显,且存在治疗周期长、易反复等缺点,针对中重度复杂性斑秃疗效欠佳。针灸疗法传承多年,有着丰富的实践积累及扎实的理论基础,且其不良反应小、成本低廉、疗效确切,在斑秃治疗方面有独特的优势。

诊断标准

1. 突然或短期内头发片状脱落,脱发呈圆形或椭圆形,单发或多发。

2. 脱发区皮色正常,无明显炎症反应,脱发区皮肤未见萎缩及瘢痕。

3. 脱发斑边缘毛发松动易拔出,脱发处皮肤光滑。

4. 无全身症状。

验方

主穴　阿是穴（脱发区）。

配穴　百会、风池、肝俞、肾俞、气海、血海、足三里、太冲。

方义　《医宗金鉴》所言："……宜针砭其光亮之处……毛发庶可复生。"遂取脱发区进行针刺以行气活血。百会、风池为局部取穴，刺激局部经气，使其气血畅通，为生发创造条件；肝俞、肾俞，滋补肝肾，充盈精气，濡养新发；气海、血海、足三里能够益气生血，补益精气，振奋正气，养血生发荣发，太冲穴能够疏肝理气，气行则血行，诸穴共用、标本兼顾，增强新陈代谢，促进新发再生。

操作　主穴每次必选，配穴随证选取。患者选择合适体位，充分暴露施术部皮肤，75%乙醇擦拭消毒，脱发区阿是穴针刺方法：①在脱发区域使用围刺方法，选取脱发部位与健康毛发的交接处为刺入点，将脱发区域平均分配，每针间隔约为1 cm；②手持合适规格的一次性无菌针灸针，使针身与头皮呈30°，迅速将针刺入头皮，当针尖到达帽状腱膜下层，感到指下阻力减小时，使针与头皮平行，继续进针，以患者感觉头皮有麻胀感为度，针尖朝向脱发部位中心，进针深度约为0.3～0.5寸。其他穴位常规针刺，行针至得气。留针30分钟，隔天1次，10次为1疗程，每疗程间隔2天，共3～4个疗程。

医案

张某，男，43岁，职员，2019年4月21日初诊。

主诉　头部局部成片脱发5月余。

现病史　5月前患者自诉无明显诱因出现掉发，逐渐增多，局部呈片状脱发，头部有3处斑秃，最大一处面积约2 cm×2 cm，最小一处面积为1 cm×1.5 cm，边界清楚、呈椭圆形。患者自诉工作压力大，熬夜频繁，睡眠差。曾自行断续使用某生发剂（具体不详），未见效，后在私人诊所服用中药治疗，未见明显效果，遂停药。经人介绍来陈雷主任处求针灸治疗。胃纳可，二便调，舌紫苔薄黄，舌下络脉瘀滞，脉涩。

查体 神情，精神差，面色晦暗，头部可见片状脱发区，表面光亮。

西医诊断 斑秃。

中医诊断 油风（气滞血瘀）。

治疗 采用上述验方，每周治疗三次。第一周针灸治疗结束后，见斑秃处皮肤毛囊内长出零星细小头发，1个疗程后斑秃处均生出新发，发软偏细。嘱其治疗期间，嘱减轻心理压力，勿熬夜，清淡饮食。继续巩固治疗1疗程。半年后回访，未复发。

按语

斑秃相当于中医的"油风"，俗称为"鬼舐头"，表现为一种局限性的斑片状脱发，骤然发生，反复发作，临床治疗颇为棘手。陈雷主任多从气血论治本病，如《外科正宗·油风》云"油风，乃血虚不能随气荣养肌肤，故毛发根空，脱落成片，皮肤光亮"。陈雷主任认为头发的生长与脱落，润泽与枯槁，有赖于血液的濡养。气血充盈，上充养于发，则头发黑亮润泽，气血不足，则头发枯槁，甚至脱落，所以治疗勿忘调节气血。现代医学认为可能是血管运动中枢功能紊乱，交感神经及副交感神经失调，引起局部毛细血管持续性收缩，毛乳头供血障碍，引起毛发营养不良而致本病。

《素问·皮部论篇》载："凡十二经络脉者，皮之部也，是故百病之始生也，必先于皮毛。"局部围刺是在病变局部取穴，具有较好的疏通经络，调理气血的作用。当皮肤受到针刺后，由痛觉感受器通过神经系统反射性地引起血管扩张，血流量会相应增加，病变局部营养状态得到改善，促进病变头皮局部气血供应，有效改善局部毛发失养状态，有利于毛发再生，改善毛囊的营养状态，减轻和控制毛囊坏死，能迅速控制脱发区的扩大，促进毛发的再生。

神经性耳鸣(NT)又称感音性耳鸣,是指在周围环境无声音来源或者无电刺激下,自觉地感受到一侧、两侧耳内或者颅内有不同程度的鸣响,可伴有不同程度的听力下降、听觉过敏、失眠、恼怒、心烦、注意力无法集中、焦虑抑郁等负性心理及其他伴随症状。

现代生活节奏快,其发病率也在逐年增高,严重影响人们生活。流行病学调查发现,全球各地患有过耳鸣的人大约在 11.9% 至 30.3%,在我国至少有百分之十的人患过耳鸣,女性患病率高于男性,发病率随着年龄增长而增长。就目前而言,耳鸣的发生与不良的生活行为方式、心理因素、压力猛增、噪声、老龄化以及女性承担的重责等息息相关,甚至与佩戴耳机及使用电脑带来的电磁辐射也有关联,全球化、城市化的快速发展导致的焦虑抑郁、各方面的压力等等均可诱发并且加重本病。目前 NT 的发病机制尚不明确,西医普遍认为是与内耳的听神经及耳蜗的损伤相关,部分学者认为是与 5-HT 的异常升高有关,但是更多学者认为与精神心理因素更为密切。西医治疗多选用扩张血管、改善内耳循环、营养神经、激素类药物等进行治疗,但存在较多不良反应,且价格贵,效果不佳,容易反复发作,患者难以接受。目前,针灸被认为是神经性耳鸣临床治疗较可靠有效的方法,其疗效可靠,标本兼治,无不良反应,对 NT 伴随的负面情绪、失眠等症状有着良好的调治作用。

诊断

1. 以耳鸣为首要主诉,耳内或者头颅闻及有鸣响声,且环境周围并没有产生该种声音的客观来源。

2. 耳鸣不同程度地影响了患者的生活、工作、学习、睡眠,甚至产生了焦虑、抑郁等不良情绪。

3. 听力正常或有不同程度的听力下降;并且可伴有头晕、耳堵塞感等症状。

4. 对耳郭、外耳道、咽鼓管、鼓膜等部位进行检查,必要时可采用纯音听阈测定、声导抗测听、电耳镜、中耳镜、中耳乳突(CT 平扫)等检测,确诊为神经性耳鸣。

验方

主穴　百会、听宫、听会、翳风、中渚、神门、足三里、太冲、涌泉。

配穴　肾精亏虚型:太溪,肝火上炎型:太冲,痰浊上蒙型:丰隆,气血亏虚型:三阴交。

方义　听宫、听会、翳风、百会均为局部取穴,中渚、神门、足三里、太冲、涌泉为远端取穴。《针灸资生经》则道:"耳蝉鸣,听会、听宫。"《百症赋》道:"耳聋气闭,全凭听会,翳风。"听宫、听会、翳风可通窍聪耳、疏肝利胆;中渚穴是治疗耳鸣的效穴之一;神门能宁心安神、调畅气机;足三里健脾和胃、梳理中焦气机;太冲疏肝解郁、理气养血;涌泉滋阴降火潜阳、开窍通络。艾灸涌泉穴治疗耳鸣,可通经活络、引火归元。诸穴相配,标本兼治,能够促进内耳部血液循环,激发全身气血运行,脏腑和、气机畅,共奏耳聪鸣息之功。

操作　主穴每次必选,配穴随证选取。患者取坐位,用 75% 乙醇棉球局部消毒。百会向前平刺 8～15 mm;听宫针刺时,嘱患者张口,平行于耳道刺入 25～30 mm,行捻转手法,以耳内有重胀感为得气，针感传至内耳；翳风直刺 20～25 mm，行提插手法，以耳部酸胀为度。在听宫、翳风处接电针。留针 30 min。去针后，在双侧涌泉艾条悬灸 15 min。每周 3 次，10 次 1 疗程，一般治疗 2～5 疗程。

医案

庄某，女，56 岁，退休，2019 年 5 月 10 日初诊。

主诉　反复耳鸣 3 年，加重 2 月。

现病史　患者 3 年前因情绪不良出现双耳耳鸣，声细调低，如蝉鸣声，按之鸣声减弱，劳累后加剧，无耳胀、耳痛、听力下降，偶伴头晕目眩，腰膝酸软，疲乏无力，无恶寒发热，无视物旋转。就诊于当地诊所，予"甲磺酸倍他司汀片"改善内耳微循环及"甲钴胺片"营养神经对症处理，治疗 1 个月。患者诉服药 2 周后，耳鸣次数减少，伴头晕目眩好转，余症状均得到缓解；停药后，上症时有反复，患者未再系统就诊及服药。近 2 个月来，因家事多思多虑，耳鸣再发且加重，听力下降，经病友介绍，来陈雷主任处就诊。胃纳差，睡眠差，二便尚调，舌红苔薄黄，舌下络脉瘀滞，脉弦。既往体健，否认高血压、糖尿病等病史。

查体　生命体征平稳，神清，精神一般，发育正常，营养可，全身淋巴结未触及明显肿大，双侧耳郭外形正常，大小适中，耳郭局部无发热、疼痛。外耳道无脓性分泌物、无明显触痛，耳郭后皮肤无红肿，乳突无压痛，神经系统检查未见明显异常。

西医诊断　神经性耳鸣。

中医诊断　耳鸣（肝火上炎证）。

治疗　采用上述验方，每周治疗三次。第一次针灸治疗结束后，患者即双耳耳鸣减轻。治疗 2 周后，患者饮食正常，睡眠明显改善，耳鸣、听力下降症状明显改善。治疗期间，配合耳鸣咨询，消除患者因担心耳鸣日久影响听力造成耳聋的心理压力；并嘱其注意休息，条畅情志，适度锻炼。治疗 10 次后患者基本痊愈，后又巩固2周。此后电话随访1月余，未再复发。

按语

神经性耳鸣属于中医学"蝉鸣""聊啾""苦鸣"等范畴，《素问·脉解篇》："所谓耳鸣者，阳气万物盛上而跃，故耳鸣也。"《灵枢·邪气藏府病形》："十二经脉……其别气走于耳而为听。"可见耳与人体五脏六腑的关系密切，五脏六腑的病变皆会反应于耳。《诸病源候论》认为耳鸣的病机为"风邪乘虚，随脉入耳，与气相击"。人体经络互联贯通，气机升降互为影响，所以耳鸣主要是因为脏腑经络气血阻滞不通而发，多为本虚标实之证，在治疗时应当以行气活血、疏通经络、调理脏腑、标本兼顾为主。陈雷主任结合多年临床经验，基于《灵枢·口问》中记载"耳者，宗脉之所聚也"，认为脏腑失调、情志内伤等可以引起耳部经脉经气不通，致使耳失濡养，或气血瘀滞于耳，产生耳鸣。故局部取穴配合远道取穴，以行气活血、开窍通络、安神定志为治则，疏通耳部经气及全身气机，及调节患者情志以治疗耳鸣。

研究表明针刺耳廓局部穴位可促进耳内血液循环，从而改善耳内毛细血管通透性，抑制耳蜗螺旋器毛细胞的坏死。治疗时艾灸涌泉，通经活络、引火归元，《神灸经纶》曰："灸者，温暖经络，宣通气血，使逆者得顺，滞者得行。"针刺与艾灸相得益彰。耳鸣患者患病后多过分关注耳鸣声大小，导致精神紧张，情志不舒，加重耳鸣程度，形成恶性循环。百会、神门为调神要穴，能镇静安神、醒神调神，帮助患者减少紧张情绪，从而达到移神止鸣之功。

睑腺炎是一种眼睑腺体的急性、痛性、化脓性、结节性炎症病变，又称麦粒肿。大多由葡萄球菌感染引起，其中金黄色葡萄球菌感染引起的最为多见。根据受累的腺体不同，又分为内睑腺炎和外睑腺炎。睑板腺受累时形成较大的肿胀区，称之为内睑腺，眼睑皮脂腺或汗腺感染则为外睑腺炎，其肿胀范围小而表浅。

此病临床可表现为眼睑局限性皮肤红、肿、热、痛，触之有硬结，并可伴有邻近球结膜水肿，耳前淋巴结肿痛，甚则畏寒、发热等全身症状。本病好发于儿童、老年人、糖尿病患者等，轻者可数日内自行消退，重者形成蜂窝组织炎，甚至引起败血症或海绵窦血栓而危及生命。其常规治疗早期主要采用局部湿热敷、抗生素眼药水、眼膏点眼，对于感染较重者，可全身使用抗生素；若有脓肿形成，可手术切开排脓。治疗该病应该尽可能在发病早期给予有效治疗，若患者未及时就诊，脓肿形成，需切开引流排脓，致使患者身心痛苦。而且大多数儿童、孕妇、哺乳期患者对抗生素和手术有所顾虑。针灸疗法治疗本病有独特疗效，是一种简单、经济、方便、适用人群范围广的方法。

诊断

眼睑皮肤局限性红、肿、热、痛，触之有硬结，相应睑结膜面局限性充血，可伴有或不伴有发热、耳前及颏下淋巴结或有肿大。

验方

主穴 太阳(患侧)、耳尖(患侧)、大椎。

方义 《针灸玉龙歌》载:"两眼红肿痛难熬,怕日羞明心自焦,只刺睛明鱼尾穴,太阳出血自然消。"太阳穴临近眼部,刺血后能速使郁热邪毒随血而出,直接改善眼部血液代谢,快速缓解肿、痛之症。耳穴是诸脉之会,耳尖放血具有疏风清热,解毒消肿,通络止痛之功效。大椎是督脉穴,放血拔罐可清热解毒,并提高自身的免疫功能。诸穴相配,共奏解毒消肿、活血通络之功。

操作 分别在太阳(患侧)、耳尖(患侧)、大椎采用放血疗法。

手消毒后,捻揉患侧耳尖部,至耳尖皮肤发热、充血后,用碘伏消毒耳尖部皮肤,用左手拇指、食指将穴位周围皮肤轻轻捏起,右手持三棱针点刺耳尖穴,刺入时动作要迅速,随即用左手拇指沿耳轮向上推挤皮肤,使针孔处出血,出血量为3~5滴,用棉签压迫针孔止血,太阳穴亦采用上法(不捻揉),放血3~5滴。大椎穴三棱针点刺后,拔火罐,以促进郁热排出。每日行此操作1次,共3次。操作过程中动作轻柔,严格遵循无菌操作,避免感染。

医案

李某,女,33岁,企业员工,2020年11月13日初诊。

主诉 右上眼睑疼痛2天。

现病史 患者2天前无明显诱因出现右眼瘙痒,干涩,继而疼痛,自行使用眼药水(具体不详)未见好转,遂慕名来陈主任处就诊。现患者右眼干涩疼痛,小便短少,色偏黄,大便干,睡眠欠佳,舌红,苔薄黄,脉数。

查体 右上眼睑红肿,巩膜轻微充血,红肿处可触及隆起的小硬结,形如小米粒,触之疼痛,尚未成脓,体温正常。

西医诊断 睑腺炎。

中医诊断 麦粒肿（风热客睑型）。

治疗 按上述验方治疗。依次在患侧耳尖、患侧太阳穴点刺出血，在大椎刺络拔罐放血1次。放血后适当饮水，休息片刻。嘱患者眨眼睛感受眼部症状，患者自诉眼睑疼痛干涩明显减轻。治疗第2日，患者述眼睑疼痛明显改善，硬结变软，红肿减退；治疗第3日，患者症状、体征消失。治疗期间要求患者配合清淡饮食，避免辛辣、饮酒、甜食等刺激性食物和慎用化妆品。随访1月，未见复发。

按语

睑腺炎属中医学"土疡""土疳"范畴，俗称"麦粒肿""针眼""偷针"。陈雷主任认为，麦粒肿多为痰热瘀结，上扰清窍，治疗原则当以清热化痰，软坚散结为主。《原机启微》："偷针眼，凡大人小儿眼角上有小疮疖，肿起作痛，亦是心胆小肠之火盛也……宜用针刺出其血，眼角疮则自愈矣。"陈雷主任认为，放血疗法为中医外治法之一，操作相对简便。点刺放血疗法，符合《内经》中"盛则泻之，菀陈则除之"的治疗原则，清除脏腑之邪热、化瘀通络，并通过经络将其治疗性刺激传到眼及有关脏腑，从而调动人体气机功能，使气血运行得以通畅，从而治愈疾病。现代研究认为放血疗法具有抗过敏、抗炎症、抗风湿、促进血液循环、改善组织供血供氧、提高机体的自身免疫功能。

陈雷主任认为，本验方使用时重点在于手法娴熟，并且掌握放血量，本验方对未成脓、已成脓患者均有效，临床使用不用拘泥。

　　扁平疣是由人乳头瘤病毒感染而引发的慢性皮肤病，皮损多为扁平丘疹，密集分布，米粒至黄豆大小，颜色鲜红或与正常皮肤一致，多无明显自觉症状，或伴有轻微瘙痒，好发于面部、手背及前臂等暴露部位，常见病因包括机体免疫力下降、外伤、他人传染及日光暴露等。本病好发于青中年人，具有病程较长、缠绵难愈、有自愈倾向、但易复发的临床特点。虽然临床症状较轻，但由于好发于身体暴露部位影响美观，对患者造成长期的心理困扰，出现敏感、焦虑、烦躁等表现，多数患者会因搔抓、摩擦导致病情反反复复，加重皮损。人乳头瘤病毒通过皮肤黏膜微小破损进入上皮细胞内（特别是基底层细胞）并复制、增殖，导致上皮细胞异常分化和增生，通过影响抗原摄取、提呈及细胞免疫等而使机体处于持续感染状态。感染后局部皮肤组织病理发生改变，棘层细胞明显增生，并发生空泡，使局部角质层细胞体积变大，皮肤表面出现稍隆起的扁平丘疹，引起上皮良性赘生物。现代医学针对病因常用抗病毒、提高免疫治疗，虽然有一定的疗效，但维持时间较短，作用不稳定，易反复发作，且需要长期服药，目前尚无确切有效的抗人乳头瘤病毒治疗药物，患者在治疗时自信心和配合度欠佳；除了药物治疗，物理治疗方法虽然明确快捷，但又有副反应，冷冻治疗会出现疼痛、水疱、皮肤变色等反应，需进行多次治疗，激光治疗后可能导致瘢痕、色素沉着等表现，局部免疫治疗可能出现瘙痒及诱发皮炎。针灸作为一种外治法，简便效验，副反应较少，能减轻患者治疗过程中的痛苦，所花费用较少，用针灸治疗扁平疣得到了的验证和认可。

诊断

1. 皮损特征：常骤然出现，皮损为米粒至绿豆大扁平隆起的丘疹，多发，呈圆形、椭圆形或多角形，浅褐色或正常肤色，表面光滑，偶可沿抓痕分布排列成条状（同形反应），一般无自觉症状，偶有微痒，青少年多发，常见于面部及手背部；

2. 组织病理检查：表皮棘层肥厚，乳头瘤样增生和角化过度，伴角化不全。棘层上部和颗粒层有空泡化细胞，核深染，嗜碱性。

验方

主穴 皮损局部。

配穴 脾俞、肾俞、足三里、商阳、合谷、曲池、三阴交。

方义 局部皮损处行火针疗法，余穴予以普通针刺。祛邪勿忘扶正，脾俞、肾俞、足三里均可补虚，用于虚劳诸症，可增强机体抵抗力；商阳可泻实祛邪，活血通络，促进气血流通；合谷泄热去邪，主治头面各症，同时具有较好的调理保健功能；曲池清热解表、疏经通络、调和气血之功；三阴交具有补虚抗劳、健脾除湿之效。诸穴相配，标本兼治，共奏祛邪扶正之功。

操作 根据患者皮损部位选择合适体位，尽量让患者将皮损处暴露在光线较好的视线下，有利于操作。确定部位后首先用碘伏棉球消毒三遍，然后用75％的乙醇棉球脱碘三遍，再用干棉球擦干后针刺。选用大小合适的火针，将火针放在酒精灯上烧灼至针尖发白，垂直迅速刺入疣体顶部，速刺疾出，约0.5 s/次，每个皮损部位控制在10次以内，刺破表面，抵达基底部，速度均匀，力度适当，切忌过慢过快、过轻过重、过浅过深。若疣体较小，则只需穿刺1针，若疣体较大或生长时间过长，则需在其周围继续针刺，增强治疗效应。若上述方法不理想，可选用烙刺进针法，即采用火针头对皮肤轻触后进行熨烙，并刮除突出于皮肤表面的疣体，需以皮损不出血作为刮除疣体的原则。火针结束后,取俯卧位,针刺配穴,得气后留针 30 min。每周二次,2 周为 1 疗程,一般治疗 1～2 疗程。

医案

伊某,男,29 岁,职员,2020 年 7 月 1 日初诊。

主诉　发现面部赘生物 1 月。

现病史　1 月前患者无明显诱因下面部出现多个直径 0.1～0.3 cm 不等的赘生物,灰褐色,表面光滑,偶感轻度瘙痒,压之不痛。自行使用中药外用软膏涂擦(具体不详),皮损未见消退,患者自觉皮损逐渐增多,严重影响美观。纳寐可,小便正常,大便偏干,舌质红、苔薄黄、脉数。

查体　面部多个直径 0.1～0.3 cm 不等的赘生物,以双眼下、面颊为多,呈圆形和椭圆形,灰褐色,表面光滑,压之不痛。

中医诊断　扁平疣,风热搏结证。治拟疏风清热,解毒散结。

操作　采用上述验方,每周治疗 2 次。当天治疗后,火针治疗处避免碰水。1 周后患者皮疹颜色减退,数目明显减少,触之质软光滑。部分疣体结痂,部分遗留色素沉着。继续治疗 1 周,疣体结痂,全部脱落而痊愈。嘱其治疗期间,清淡饮食,禁食海鲜、牛肉、羊肉及肥甘厚味、辛辣刺激之品。适当运动,规律作息,避免熬夜或过度操劳,提高免疫力。宜减少刺激,忌搔抓破皮。一般皮肤经过一个月的代谢后,色素沉着会消退,请患者不必太过担忧。2 个月后随访面部无遗留瘢痕及色素沉着。

按语

扁平疣属于中医学"扁瘊""瘊子""枯筋箭"范畴,其主要病机是因风、热、瘀、毒搏于肌肤而生。局部皮肤摩擦破损,或体质虚弱,外受风热蕴毒,搏结肌肤,机体不耐,正不胜邪,营卫失和,阻于经脉，气血不行，热毒结聚，湿热并存，充斥于肌肤而发，治当以祛邪扶正为主。

火针为传统针灸法的一种，《黄帝内经》中称其为"燔针""焠针"，通过局部和全身双重作用而起效。火针凭借火力，焯烙病处，经针体将灼热导入机体，刺激经络，鼓舞气血运行，调节免疫功能，激发机体抗病能力；并能激发经气，达到通经活血、扶固正气的目的。同时火针具有针和灸双重作用，不仅能促进气血运行，排除脓毒，还能发挥引气和发散等作用，使火热毒邪外散，达到治疗疾病的目的。现代研究表明，火针的温通作用促进了疣体周围微循环，激发了免疫反应，促使炎症和代谢产物的吸收消融加快，介质的合成和释放起到了抑制作用。

陈雷主任认为火针治疗的机制主要在于以热引热，开门祛邪、借火助阳、局部刺激、整体调节等方面。虽然古人认为"面部忌用火针"，陈雷主任解释此说法是因为人体面部血管、神经丰富，且古代火针针体较粗，若针刺操作不当则易损伤神经及血管，针刺留下的针孔较大，易留下瘢痕，影响美观。但现在火针规格齐全，只要我们掌握了正确的规范操作要领，颜面部就不易留下瘢痕。陈雷主任提醒火针操作过程中应做到"快、稳、准"和严格控制针刺深度，过浅不能根除，过深会遗留瘢痕，因此针刺深度以不超过皮损基底部为宜。另外火针治疗后，应把相关注意事项和出现的一些反应告知患者及家属，如火针后若出现局部的轻微红肿及疼痛、潜在的色素沉着等。

近视是指在眼调节放松的状态下,远处物体的光线聚焦在视网膜前方的屈光状态,具体表现为视远模糊、视近清楚,是一类常见的眼科疾病,多发于青少年,若不及时加以控制,近视度数持续增加,可导致黄斑脱落、视网膜脱落,甚至致盲,严重危害青少年的健康安全。现已成为全球性的公共卫生问题。目前我国青少年近视率高居世界第一,根据世界卫生组织研究报告,中国近视患者人数几乎是中国总人口数量的一半,并逐年增加,青少年近视率高居世界第一,高中生和大学生的近视率均已超过七成,并逐年上升,小学生的近视率也接近40%,近视已经成为当今世界范围内发病率最高的一种眼病,WHO世界卫生组织已把它列入亟待解决的可致盲性眼病之一。其受到遗传、环境等多种因素的影响;且无法治愈,目前临床上只能控制其进展。临床上近视的防治方法较多,以光学矫正及M受体拮抗剂为主,通过放松调节,可一定程度缓解眼疲劳,控制近视进展。然而上述手段的治疗效果有限,仍有部分低度近视青少年进展为高度近视,生活及学习质量显著降低。近年来,越来越多的中医疗法应用于青少年近视的临床防治,中医针灸在治疗近视方面卓有成效,刺激相关腧穴以疏通经络、运行气血,调节脏腑功能,促进眼周血液循环,有助于降低近视度数,提高裸眼视力。

诊断

人眼在调节放松状态下,5米以外平行光线经眼球屈光系统后聚焦在视网膜之前，称为近视。

1. 真性近视：近视屈光度数未降低或降低度数小于0.5 D者。

2. 假性近视：即患者远视力低于正常，近视力正常，使用阿托品麻痹睫状肌后，近视消失，呈现正视或轻度远视。

3. 混合型近视：近视屈光度明显降低(＞0.5 D)，但未恢复为正视者。

验方

主穴　鱼腰、睛明、攒竹、四白、太阳、光明。

配穴　百会、风池、合谷、足三里、肝俞、肾俞。

方义　鱼腰、睛明、攒竹、四白、太阳为局部取穴，均是治疗眼疾的经验效穴，有通调眼部气血、解痉明目的作用；光明为远道取穴，解痉明目；百会穴、风池穴活血祛风；合谷穴能调经气、和胃腑，足三里穴补益和中、调节气血；肝俞、肾俞益精血、补肝肾。诸穴相配，标本兼治，增加眼的血液循环、促进眼周组织中蓄积的代谢产物排泄，能有效地消除眼肌的疲劳、解除睫状肌的痉挛，从而使晶状体的屈光度变为正常。

操作　主穴每次必选，配穴随证选。患者为正坐体位，乙醇消毒穴位皮肤，选择25 mm×0.22 mm长的针灸针，针刺风池，得气后适当的力度向同侧目内眦方向捻针，促使眼部有针感，1 min左右减轻力度，缓慢出针；而后患者呈仰卧位，采用平补平泻法，以患者"得气"为度，针刺睛明、承泣时首先固定眼球，进针应该轻柔，不可行针，出针时轻轻按压针孔片刻。刺风池时须注意角度和深度，不可向上深刺。其余穴位常规针刺即可。留针30 min，每周3次，一月为1疗程，连续治疗3～6疗程。

医案

窦某，男，12岁，学生，2019年7月3日初诊。

主诉 视远不清 6 个月。

现病史 患者 6 个月前发现视远不清,逐渐加重,在学校座位已排至第一排,其母带其到眼科医院检查发现近视,未佩戴过眼镜,无其他病史及遗传因素。家长不愿佩戴眼镜,遂慕名来请陈雷主任针灸治疗。患者自诉,常感眼睛干涩不适,习惯性用手揉眼;胃纳差,挑食,大便稀,小便正常,舌淡红苔薄白,舌下络脉红,脉细。

检查 视力:左 0.4,右 0.4;矫正视力:左— 1.5DS,右— 1.5DS,矫正 1.0。两眼角膜光滑透明晶体、玻璃体透明,双眼底未见异常。

西医诊断 近视。

中医诊断 视近怯远(脾虚证)。

治疗 采用上述验方,每周治疗三次。第一次针灸治疗结束后,患者即诉眼睛不适感明显改善。针第 2 次后,双眼视力 0.5;针第 6 次后,双眼视力 0.6;针第 12 次后双眼视力 0.7;针第 15 次后,视力左 0.7,右 0.8;针第 24 次后视力左 1.0,右 1.2。患者停止针刺,半年后随访,双眼视力 1.0。

按语

近视是现代医学病名,中医古籍中并没有其记载,根据近视患者的病变特点,称之为"能近怯远",直至《目成大经》中始称"近视"。近视的发病因素多由先天生成,后天受遗传、环境和青少年不能正确使用目力等因素所致。历代医家对本病积累了丰富的临床及理论经验,《诸病源候论》载:"劳伤脏腑,肝气不足,兼受风邪,使精华之气衰弱,故不能远视。"详细指出了近视的病因病机特点。

陈雷主任认为眼与经络的关系密切,眼及眼的周围经络分布周密,源源不断输送气血濡养于目。经络气血流畅、功能正常是目能运动、视物的保证。若经络气血阻滞,目中气血不能运行,清窍闭塞,神光不能发越而成近视。在预防近视的过程中,陈雷主任认为针刺能改善视神经传导功能，缓解睫状肌痉挛，也能影响视皮质的突触结构及神经递质，提升大脑皮质对刺激的处理，改善视觉中枢的调节功能；另外针刺改善眼部血流状况，促进眼周血液循环，改善眼部的供血不足的状态。针灸治疗能疏通经络、运行气血，使眼睛的调节功能和视力得以恢复。

眼发育在 6 岁之前呈快速发育状态，容易受到用眼不当、光照环境不足、电子产品使用过度等各种因素的影响而导致屈光不正；在 7～20 岁，眼部具有双重性，可以利用外界因素来矫正屈光不正，减缓屈光不正的发展。所以，陈雷主任主张在日常生活中，高强度用眼人群，特别是儿童青少年应养成正确的用眼习惯，尽量避免在强光、暗环境以及走路时阅读看书；因玻璃会阻断维生素 D 吸收而导致眼轴发育不全，所以有规律、定时放松眼睛，增加户外活动是防治近视的有效方法之一。

九　弱视

弱视是指眼部无器质性病变,以功能性因素为主,引起的远视力≤0.8且不能矫正者。其是导致儿童以及中青年单眼视觉障碍的最常见原因。学龄前儿童和学龄期儿童弱视发病率为1.3%～3%,国内发病率为2.86%。弱视的发病受多种因素的影响,遗传及近亲史、父母吸烟饮酒、出生时窒息、早产、母亲高龄生育是学龄前儿童弱视发病的独立危险因素。弱视不仅影响患者的视力,同时对双眼视功能产生巨大影响,可出现双眼不适、同视困难、视疲劳甚至头昏、头痛等症状。目前认为视觉剥夺,双眼相互作用及脑皮质的主动抑制是产生弱视的主要机制。弱视的治疗方法有:戴眼镜、物理治疗、遮盖、精细目力训练、药物治疗等。随着祖国医学的研究和发展,针灸疗法在弱视的治疗上被广泛应用于临床。

诊断

1. 视觉发育期由于单眼斜视、屈光参差、双眼高度屈光不正及形觉剥夺引起的单眼或双眼最佳矫正视力低于相应年龄的视力,或双眼视力相差2行及以上,其眼部检查无器质性病变。

2. 病情分级为轻度弱视者矫正视力0.6～0.8;中度弱视者矫正视力0.2～0.5;重度弱视者矫正视力≤0.1。

验方

主穴　局部：睛明、鱼腰、攒竹、四白、瞳子髎、丝竹空、太阳；远道：光明、合谷、百会、足三里。

配穴　肝肾不足：肝俞、肾俞；脾胃虚弱：脾俞、三阴交。

方义　"腧穴所在，主治所及"，本方局部选取睛明、鱼腰、攒竹、四白、瞳子髎、丝竹空、太阳穴可疏通局部气血，光明穴可舒利肝胆气血、明目，百会可"总督一身之阳气"。合谷能鼓气血、促运行而通经明目，同时也取"面口合谷收"之意，足三里健运气血。诸穴相配，标本兼治，共奏补益肝肾、养血通络明目之功。

操作　每次主穴局部选 4 个，远道选 2～3 个交替使用，配穴随证选取。患者取坐位或家长怀抱固定，75％乙醇擦拭消毒，选用 0.25 mm×25 mm 的毫针点刺所选穴位，不留针，若出血则用干棉球按压。隔日一次，每周休息 1 天，10 次为 1 疗程，共治疗 2～3 个疗程。

医案

患儿，女，6 岁 7 个月，2020 年 11 月 2 日初诊。

主诉　先天弱视 2 年余。

现病史　母代诉：2 年前患儿视物时习惯眯着眼睛，且观物距离很近，未予重视。1 年前于当地妇幼保健院就诊，测视力：右眼 0.5；左眼 0.5，诊断为先天性弱视。使用遮盖法进行治疗近 1 年，治疗效果欠佳。患儿体格中等，饮食良好，因患儿视力与正常视力相差甚远，遂于陈雷主任处就诊。大小便正常，舌淡红，苔薄白，脉细。

查体　视力（远视力表/近视力表）：右眼 0.4/0.5；左眼 0.3/0.6；眼底橘红色，视盘淡红不均，中心光反射微弱，黄斑中心凹色素堆厚。

西医诊断 双眼弱视。

中医诊断 视瞻昏渺（肝肾不足证）。

治疗 采用上述验方，每周治疗三次。第一次治疗结束后，患儿诉眼部清爽。治疗 10 次后，患儿右眼 0.5/1.0；左眼 0.8/1.0，左眼视力提高，无眼部不适。嘱其治疗期间，避风寒，注意用眼。2个疗程结束后，患儿：右眼 0.6/0.6；左眼 0.8/1.5，右眼视力提高。3 个疗程结束后右眼 0.8/1.0；左眼 0.8/1.0；双眼视力提高，无眼部不适。患儿视力明显好转，疗效显著，继续巩固 1 疗程，3 个月后随访患儿视力未见明显下降。

按语

弱视为西医病名，中医典籍中尚没有关于弱视的明确名称记载。由于弱视的发病多与远视、近视、散光、斜视及其他影响视觉发育的因素有关，因此，古人多将其归属为"视瞻昏渺""青盲""目暗不明"等范畴。陈雷主任认为，本病是由于儿童先天禀赋不足，目中真精亏少，再加之后天喂养不当，脾胃亏虚，气血生化乏源而致目失濡养，视物不明。病位虽在目，但涉及多脏腑。《灵枢·海论》曰："髓海不足……目无所见。"《审视瑶函》云："大抵目病，由肝肾之本虚，而后标病始发于目。"

针刺疗法通过对经络的疏通、调畅全身气血、平秘阴阳，以达扶正祛邪的目的。针刺疗法可以促进神经营养因子及其受体的合成以及分泌。针刺使神经营养因子增多，这样就加强了对神经元的保护和营养作用，从而纠正视环境的紊乱，促进神经元和突触的发育，建立良好的视觉发育模式。古籍有云"目得血而能视"，强调了血在眼的生理病理过程中的重要性，针刺可以改善眼周的血液循环，提高血氧含量，加快血流速度，从而使视神经和视网膜得到滋养，最终达到提高视功能的目的。

考虑到患儿的配合度，本方选择快针治疗，针法以"快"为特征，浅刺于皮肤，浅刺快出。婴幼儿气血未充、脏腑柔弱，《灵枢·

逆顺》中即指出："婴儿者,其肉脆血少气弱,刺此者,以毫针,浅刺而疾发针。"快针简便易行,创伤小,痛苦少,患儿配合度高。治疗时一定要手法熟练、快速,避免误伤患儿肌肤。陈雷主任在临证治疗过程中,立足小儿的生理病理特点,把握弱视的发病规律;注重调理脏腑功能,以充实先后天之本;又强调标本兼治,及时调理弱视患儿的伴随症状,改善患儿体质,从根本上调理患儿的各脏腑功能,以更好地巩固提高患儿视力。

十 失眠

　　失眠是指患者即使置身于合适的睡眠机会和睡眠环境里,仍然不满足于睡眠时间和(或)睡眠品质,同时对日间的社会功能产生不同程度影响的一种主观体验。主要表现为过早觉醒、睡眠启动困难(入睡时间＞30分钟)、睡眠状态维持困难(夜间觉醒总次数≥2,且醒后难以入睡)、睡眠总时间缩短(一般＜6.5小时)、睡眠质量降低,常感困倦乏力,精神不佳,使得患者的生活质量下降,给日常生活带来困扰,对患者的社会功能造成严重的影响。失眠在全球范围内的发病率呈上升趋势,在我国的发生率已经高达45.4％。流行病学研究表明,失眠是高血压、中风、焦虑和抑郁以及免疫力降低等问题的危险因素。引发失眠的因素与患者的性别、年龄、家族遗传、身心健康、社会环境、服药习惯、睡眠习惯等有关。目前治疗失眠以心理治疗结合药物为首选疗法,其中药物治疗主要包括如抗癫痫药、抗抑郁药、褪黑素及其他镇静药物等,这些药物改善睡眠的方式是通过对中枢神经系统的抑制而产生疗效,具有快速见效、短期助眠效果明显等优势,然而长期使用这些药物易带来过度镇静、耐受性及成瘾性等不良反应,因此找到一种可以替代西药的绿色治疗成为患者迫切的需求。针灸能从整体上调整阴阳平衡、调节营卫气血从而起到镇静安神的作用,且安全、简便、无不良反应。陈雷主任以安神法为治疗原则,精简穴位,对于失眠的治疗有独到经验。

诊断

1. 主诉为不满足于睡眠的质量，伴有下列一种或多种症状：①睡眠启动困难。②保持睡眠状态困难、经常觉醒或醒后难以再次入眠。③早醒，且难以重新入睡。

2. 睡眠障碍引发具有临床意义的痛苦，或影响学业、社交、教育、职业以及其他功能的伤害。

3. 至少每周出现三次睡眠障碍。

4. 至少持续三个月睡眠障碍。

5. 即使有良好的睡眠环境与睡眠机会，依旧存在睡眠障碍。

6. 不由于某些物质（如药物、毒品等）的生理效应导致失眠。

7. 同时存在的医疗条件及精神障碍不是引起失眠的主要原因。

验方

主穴 百会、四神聪、神门、内关、安眠、三阴交、申脉、照海。

配穴 气虚失眠型：气海、足三里；血虚失眠型：肝俞、膈俞；气滞失眠型：期门、太冲；血瘀失眠型：心俞、膈俞、血海。

方义 其中百会、四神聪、安眠有醒脑安神、养脑填髓作用，穴在头部，头部穴能增加脑部血液循环而改善睡眠，即脑髓得养，神得所藏，精神乃治，夜寐可安。神门、内关定心安神，三阴交健脾调肝肾、养血助眠，申脉、照海调节阴阳跷脉、促睡眠。诸穴相配，标本兼治，共奏养血镇静安神之功。

操作 主穴每次必选，配穴随证选取。患者取俯卧位，75％乙醇擦拭消毒，穴位均常规针刺，进针后进行快速均匀提插捻转，得气即止。其中，申脉穴使用泻法、照海穴使用补法，余穴平补平泻法。共留针 30 min，去针后，予以耳穴埋籽，取心、神门、皮质下、交感，埋王不留行籽。每周 3 次，隔天 1 次，4 周一个疗程，一般治疗

1～3 个疗程。

医案

杨某,女,53 岁,退休,2018 年 10 月 29 日。

主诉 入睡困难 4 年,加重半月。

现病史 4 年前患者因思虑过度导致睡眠变差,4 年来患者入睡困难,醒后难以入睡,每晚睡 3～5 个小时,白天自觉神疲乏力、头昏、双眼干涩,间断服用艾司唑仑片,睡眠状态稍改善,但白天仍精神不佳,近半月时有彻夜不眠,白天神疲乏力,头部紧绷感,双眼干涩,慕名来陈雷主任处求针灸治疗,刻下:入睡困难,醒后难以入睡,时有彻夜不眠,神疲乏力,头部紧绷,双眼干涩,纳一般,二便尚调。否认冠心病史;否认高血压病史;否认糖尿病史。心电图正常,头颅 MRI 正常。

查体 患者神色焦虑,面色晦滞,体型偏瘦,舌暗红,苔白腻,脉弦涩。

西医诊断 失眠。

中医诊断 不寐(气滞证)。

治疗 采用上述验方,每周治疗 3 次。治疗 1 周后,患者睡眠好转,每晚睡眠时间可达 5 个小时左右,头部紧绷感较前减轻,双眼干涩好转,乏力症状明显减少。治疗 1 个月后,睡眠已经基本改善,停止相关治疗。1 个月后随访,患者睡眠尚可。治疗期间嘱咐患者保持心情舒畅,均衡饮食,适当锻炼。陈雷主任认为在失眠的治疗过程中一定要贯穿睡眠健康教育,把患者症状改善、远期预后良好作为教育的目的,满足其合理需求,发挥患者意识能动性,提高自身心理素质和减少不良心理应激因素,这样临床治疗可达事半功半的效果。

按语

　　中医将失眠纳入"不寐""夜不暝"范畴，《外台秘要》最早使用"失眠"一词。"不寐"作为病名最早出现于《难经》。导致失眠发生的病因很多，如饮食不节、劳倦过度、情志失常等。《景岳全书》云："不寐证虽病各异，但惟知邪正二字则尽之……神安则眠，神不安则少眠。"陈雷主任认为气血是神之根，神不内藏具体原因主要在气虚、血虚、气郁、血瘀四个方面，人体气血充足、通调是心神、脑神及五脏神各安其位的充分必要条件，所以治疗时必须注意调神。人体神安静守舍方能入睡，神不安难守舍则会导致失眠、多梦、梦游等睡眠障碍。现代研究认为脑干上行网状抑制系统和上行网状激动系统失衡是失眠的主要病因，并且任何破坏控制睡眠的大脑解剖结构和影响递质传递功能的原因都可以引起失眠。针刺可以调节失眠患者的神经递质分泌及其功能，进而调节脑干上行网状抑制系统和上行网状激动系统的平衡。

　　陈雷主任治疗失眠采用泻申脉补照海的方法，取穴精少，患者痛苦少。《针灸甲乙经》曰："今邪客于五脏……阳气盛则阳满，不得入阴，阴气虚不得入眠。"失眠在脉表现为阳满而阴虚，通过泻申脉、补照海，而泻阳补阴，调节人体阴阳，阴阳调和，则心有所养，神有所藏，不寐之症去矣。